DAS HILFT BEI
LEAKY GUT

DAS HILFT BEI LEAKY GUT

WIE EIN **DURCHLÄSSIGER DARM** UNS KRANK MACHT
UND WAS WIR DAGEGEN TUN KÖNNEN

Dr. med. Heike Bueß-Kovács | Prof. Dr. Dr. med. Claus Muss | Dr. med. Götz Nowak

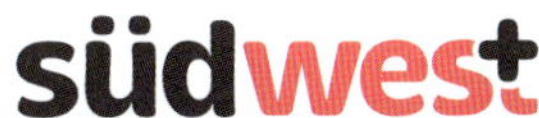

Inhalt

VORWORT

Leaky-Gut-Syndrom: Die fremdartig anmutende Krankheitsbezeichnung stammt aus dem Englischen und heißt übersetzt »durchlässiger Darm«. Tatsächlich ist beim Leaky-Gut-Syndrom die Barrierefunktion der Darmschleimhaut nicht mehr intakt. Und das hat fatale Folgen: Durch die durchlässigen Stellen des Darms können schädliche und teilweise hochtoxische, also giftige, Stoffe in den Blutkreislauf und damit in den gesamten Organismus gelangen. Die Fremdstoffe rufen das Immunsystem auf den Plan, das mit allen Mitteln versucht, die Substanzen abzuwehren. Dadurch kommt es zu entzündlichen Reizungen und in der Folge zu chronischen Krankheiten, vor allem zu Allergien und Autoimmunerkrankungen, die als unheilbar gelten. Eine Vielzahl an Symptomen und Beschwerden können so durch das Leaky-Gut-Syndrom ausgelöst werden:

- Blähungen, Verstopfung, Durchfall, Bauchschmerzen
- Nahrungsmittelunverträglichkeiten
- Chronische Gelenk- und Muskelschmerzen, rheumatische Beschwerden
- Chronische Darmentzündungen
- Migräne, Kopfschmerzen
- Depressive Verstimmungen, Ängste, Lustlosigkeit,
- Chronische Müdigkeit, Antriebslosigkeit, Erschöpfung bis hin zum Burn-out
- Konzentrationsschwäche, Gedächtnisstörungen, Leistungsabfall
- Neurodermitis, Psoriasis, Ekzeme
- Allergien, Autoimmunerkrankungen
- Geschwächtes Immunsystem mit wiederkehrenden Infekten
- Herz-Kreislauf-Erkrankungen, Ödeme, Thrombosen
- Unerklärliches Übergewicht

Obwohl das Syndrom des »lecken«, also durchlässigen, Darms schon seit den 1980er-Jahren bekannt ist und erforscht wird, bringen es die meisten Ärzte noch immer nicht in Zusammenhang mit chronischen Krankheiten und verpassen so die Chance einer Behandlung, die die Ursachen der Beschwerden angeht. Bleibt aber die Barrierestörung der Darmschleimhaut über Jahre unerkannt, kann es zu schweren Komplikationen kommen. So werden die beiden gravierenden Darmerkrankungen *Morbus Crohn* und *Colitis ulcerosa*, die den Darm regelrecht zerstören können, mit dem Leaky-Gut-Syndrom in Verbindung gebracht. Sogar Krebserkrankungen können auf das Konto ständiger Darmschleimhautirritationen gehen.

So weit muss es nicht kommen. Das Syndrom des lecken Darms ist gut behandelbar und heilbar. Und mit der Heilung verlieren sich auch alle Krankheiten, die ursächlich mit dem Leaky-Gut-Syndrom in Zusammenhang stehen. In diesem Ratgeber erfahren Sie, welche Möglichkeiten es gibt, den Darm zu regenerieren und eine intakte Schleimhautbarriere wiederaufzubauen. Fallbeispiele von Patienten mit schweren chronischen Erkrankungen zeigen eindrucksvoll auf, wie durch eine konsequente, zielgerichtete Therapie des Darms der Genesungsprozess eingeleitet und die Gesundheit wiederhergestellt werden konnte.

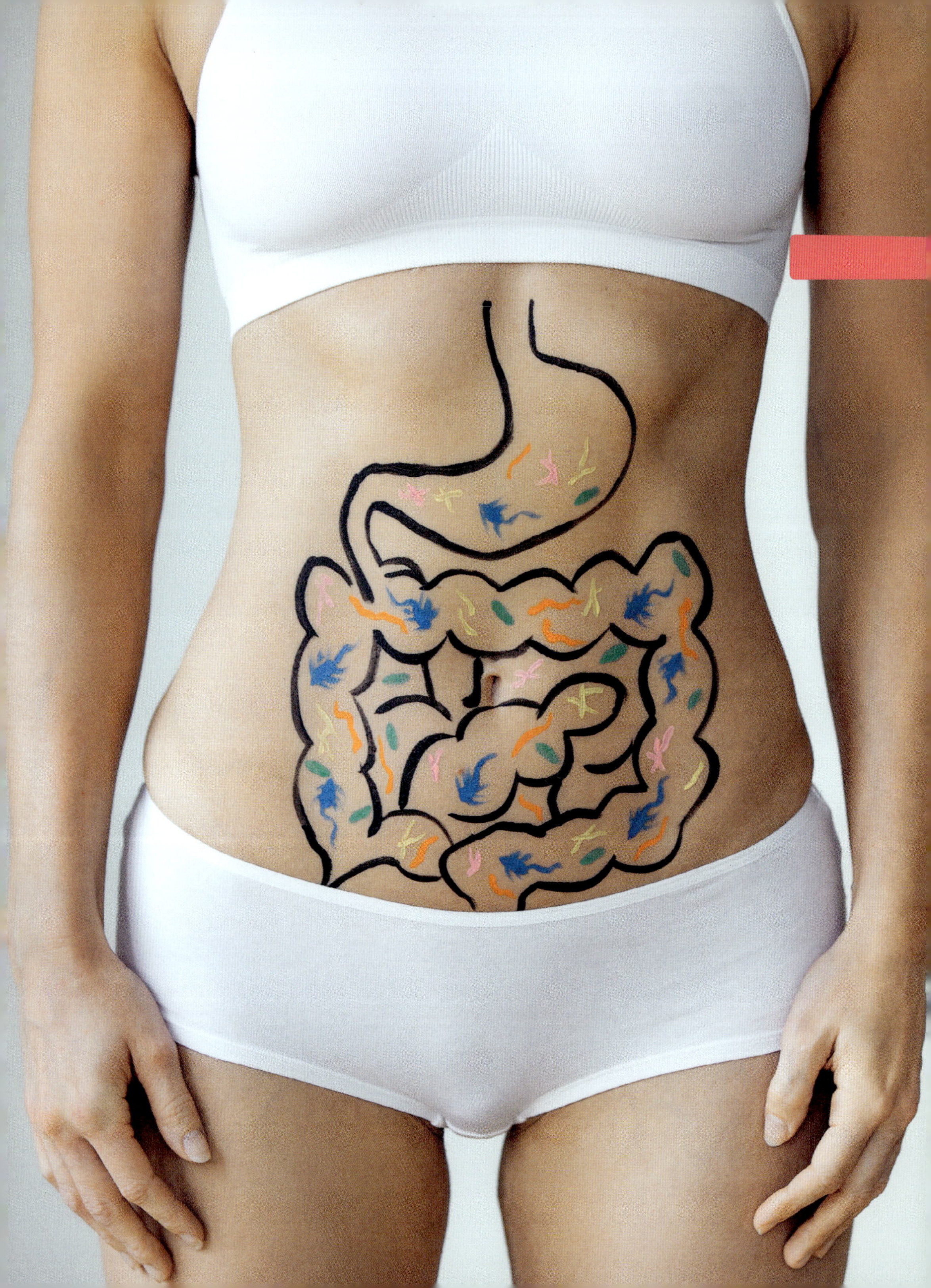

Kapitel 1

DER DARM IST DAS TOR ZUM LEBEN

Die uralte asiatische Weisheit bringt es auf den Punkt: Der Darm ist eines der wichtigsten Organe unseres Körpers. Und eines der am meisten unterschätzten. Der Darm kann nämlich im wahrsten Sinne des Wortes über Leben und Tod entscheiden.

EIN ORGAN, DAS EINEN GENAUEREN BLICK LOHNT

Der Steckbrief dieses wichtigen Organs liest sich nicht besonders spektakulär: sechs bis acht Meter Länge zwischen Magenausgang und After; ungefähr drei Kilo schwer; verläuft in Kurven und Windungen; Transportschlauch für Nahrung und Kot. Die Abbildungen in Anatomieatlanten sind genauso wenig einladend, sich dem Thema Darm zu nähern, wie die umgangssprachlichen Bezeichnungen »Gekröse«, »Eingeweide«, »Gedärm« – und schließlich auch die Ausscheidungen, die man mit dem Darm in Verbindung bringt.

Doch wenn man den Feinaufbau eines Zwölffinger-, Krumm-, Grimm- oder Mastdarmes betrachtet, eröffnen sich wahre Wunderwelten. Je genauer wir hinschauen, desto geheimnisvollere und mystischere Strukturen offenbaren sich. Da gibt es beispielsweise Zotten und Drüseneinbuchtungen, die das Innere des Darms wie ein unendliches Labyrinth erscheinen lassen. Ein zarter Bürstensaum ziert die Oberfläche dieser an Kurven und Windungen reichen Innenauskleidung des Darms. Die feinen Härchen dieses Bürstensaums sitzen auf den sogenannten *Epithelzellen* der Darmschleimhaut, die eine zentrale Funktionen bei allen Verdauungsfunktionen und der Immunabwehr hat, wie Sie später noch erfahren werden. Die Härchen des Bürstensaums werden auch als *Mikrovilli* bezeichnet und dienen der Vergrößerung der Oberfläche. Die in unzählige Falten gelegte Darmschleimhaut erreicht zusammen mit den *Mikrovilli* eine Fläche von ungefähr 400 Quadratmetern! Eine geniale Architektur, die von der Natur perfekt erbaut wurde, damit die lebenswichtigen Verdauungsfunktionen des Darms optimal vonstattengehen können.

Unterhalb der Epithelschicht der Darmschleimhaut befindet sich eine zweite, aus Bindegewebe bestehende Schicht, die *Lamina propria*. In dieser Schicht verlaufen Blutgefäße und Nervenfasern. Auch Lymphknoten tummeln sich in der *Lamina propria* in reicher Zahl. Diese Zellen sind wichtige Kontrolleure des Immunsystems, die bei der Abwehr ungebetener Gäste wie etwa krank machender Erreger mithelfen.

Noch einmal darunter gewährt eine dritte, sehr feine Muskelschicht die Eigenbeweglichkeit der Darmschleimhaut. Faszinierend hierbei: Nicht nur der Darm selbst verfügt über ein ausgeklügeltes, über Muskeln gesteuertes Bewegungssystem, sondern die Darmschleimhaut in ihrem Innern ebenfalls.

DIE DARMWAND – EIN GENIALES SCHICHTSYSTEM

Betrachtet man den feingeweblichen Aufbau des Darms in seiner gesamten Länge, so lässt sich stets das gleiche Grundmuster erkennen – egal, ob man sich auf der Höhe des Zwölffingerdarms oder des Dickdarms befindet.

Die inneren drei Schichten der Darmschleimhaut, die Sie eben kennengelernt haben, umschließt eine komplexe Muskelschicht, die auf einem Bett aus feinem Bindegewebe gelagert ist. Hier verlaufen die Muskelfasern in der Längs- sowie Querrichtung. Auch an dieser Anordnung der Muskulatur lässt sich erkennen, wie intelligent die Natur ist und wie sie nichts dem Zufall überlässt. Die längs und quer verlaufenden Muskelfasern ermöglichen nämlich, dass sich der Darm in Längs- und Querrichtung ausdehnen und wieder zusammenziehen kann, um den aufgenommenen Nahrungsbrei vom Magen aus in Richtung Darmausgang zu transportieren.

Den Abschluss der Darmwand bildet schließlich eine Schicht aus dünnem Bindegewebe, die in der Fachsprache als *Serosa* oder *Adventitia* bezeichnet wird. Diese bindegewebige Außenhülle hält die Darmschichten sozusagen zusammen und bietet ihnen einen gewissen Schutz.

In manchen Teilen des Darms wird die *Serosa* vom Bauchfell, dem *Peritoneum*, gebildet. Beide Strukturen – die Außenschicht des Darms und das Bauchfell – pflegen eine enge nachbarschaftliche Beziehung. Deshalb kann es auch passieren, dass sich beispielsweise nach operativen Eingriffen Narben bilden, die vom *Peritoneum* ausgehend die Darmbeweglichkeit beeinträchtigen und den Darm im schlimmsten Fall regelrecht einschnüren können.

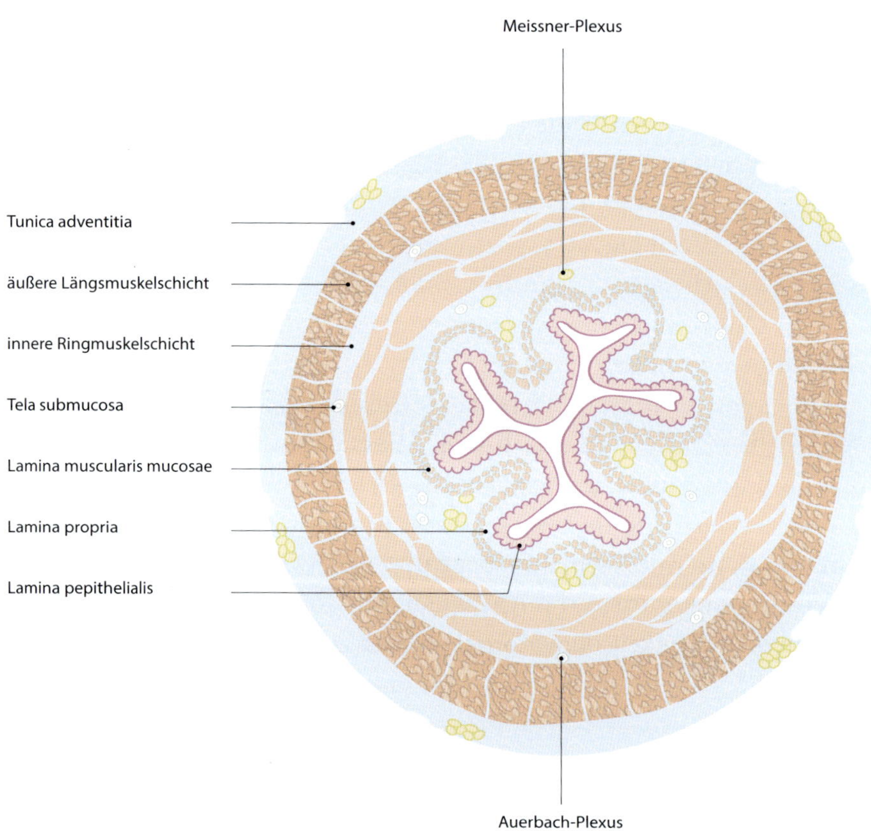

Im Querschnitt wird der vielschichtige und komplexe Aufbau des Darms erkennbar.

EIN WICHTIGER TEIL DES GESAMTSYSTEMS

Diese Wunderwelt des Darm-Mikrokosmos ist nur ein Teil unseres menschlichen Körpers mit seinen einzigartigen Organen, die jeden Tag, jede Stunde, jede Minute, jede Sekunde Großartiges leisten:

Das **Herz** schlägt ohne Unterlass und pumpt dabei pro Tag bis zu 10 000 Liter Blut durch die Blutgefäße bis zu den feinsten Kapillaren und Zellen unseres Körpers.

Unsere **Lunge** mit ihren beiden Flügeln, dem fein verästelten System von Luftröhre, Bronchien und Bronchiolen sowie ihren zarten Lungenbläschen, den *Alveolen*, schenkt uns in jeder Sekunde die Möglichkeit des Ein- und Ausatmens und damit die Aufnahme von lebenswichtigem Sauerstoff in den Organismus.

Als zentrales Stoffwechsel- und Entgiftungsorgan reinigt uns die **Leber** von unzähligen Stoffen, die schädlich sein könnten, von Umwelttoxinen, Medikamenten, Zusatzstoffen aus der Nahrung, Alkoholabbauprodukten – und das unermüdlich, 24 Stunden am Tag.

Mit ihren Nierenkörperchen, den sogenannten *Glomeruli*, filtern die **Nieren** täglich etwa 170 Liter Primärharn aus dem Blut, sondern unbrauchbare Stoffe aus, führen Flüssigkeit dem Körper wieder zurück – trennen Gutes von Schlechtem.

Im Supercomputer in unserem Kopf, dem **Gehirn**, werden über ein Netzwerk von circa 100 Milliarden Neuronen unzählige Signale in atemberaubender Geschwindigkeit hin und her geschickt – Signale, die sich zu Gedanken, Gefühlen, Empfindungen formen und die unsere Persönlichkeit, unseren Charakter, unsere Neigungen, Talente und Begabungen prägen.

Und nun der **Darm:** Nimmt er sich nicht ein wenig uninteressant aus gegenüber den so viel beachteten und bewunderten Organen unseres Organismus – gar ein wenig langweilig, ist er doch nur eine Art Rohrsystem, das sich durch die Mitte des Körpers zieht?

In der Tat handelt es sich bei unserem Verdauungssystem und damit bei unserem Darm um eine Art Rohr- oder Schlauchsystem, das an der einen Stelle gerade wie ein Stock verläuft, an einer anderen Stelle eine merkwürdige Aussackung zeigt und sich dann in Schlangenlinien abwärts in Richtung Körperausgang bewegt. Wenn man sich vergegenwärtigt, wofür das in der Mitte des Körpers gelegene Rohr- oder Schlauchsystem eigentlich nötig ist – nämlich für die Aufnahme und Verwertung von Nahrung –, wird schnell klar, wo die anatomische Reise anfängt: natürlich in unserem Mund.

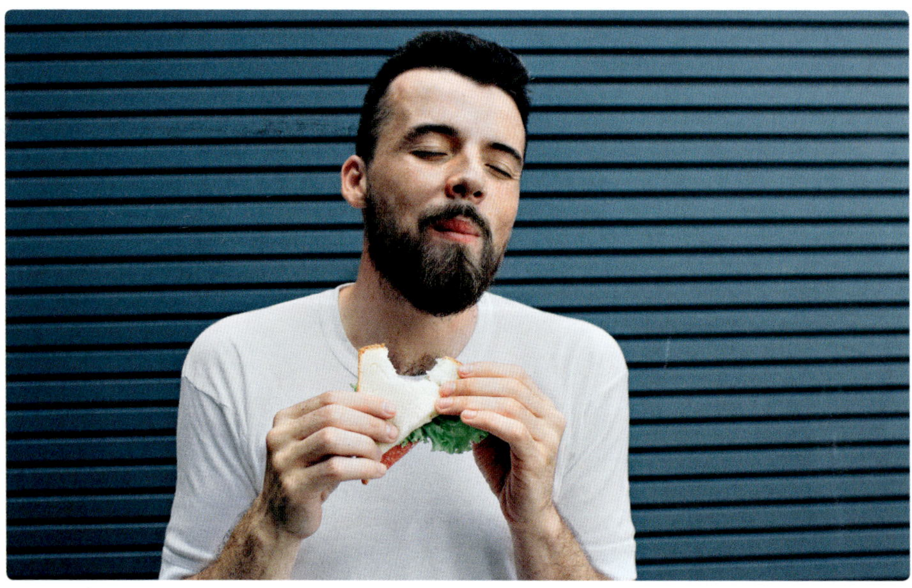

Gut gekaut schmeckt alles besser – und wird auch besser verdaut, denn schon im Mund wird die Nahrung von Enzymen aufgeschlossen.

VERDAUUNG BEGINNT GANZ OBEN

Alles, was wir zu uns nehmen, wird beim Kauen mit den Zähnen zerkleinert, mit Speichel aus den Speicheldrüsen im Mund durchmischt und als zerkleinerter Nahrungsbrei durch Hinunterschlucken in Richtung Speiseröhre befördert. An dieser Stelle ist wichtig, sich in Erinnerung zu rufen, wie unangenehm es sein kann, sich Speisen hastig, in Hektik und vielleicht gar im Vorübergehen einzuverleiben. Jeder kennt das Gefühl des Brockens, der einem im Halse stecken bleibt, wenn es beim Essen allzu schnell gehen musste. Darauf zielt die Weisheit des alten Spruchs aus dem Volksmund »Gut gekaut ist halb verdaut«. Hastig hinuntergeschlungenes Essen ist viel weniger gut zerkleinert und hat viel weniger Möglichkeit, mit Speichel in Kontakt zu treten. Das wiederum behindert den ersten Verdauungsprozess, der bereits im Mund beginnt: Der Speichel macht die aufgenommene Nahrung nicht nur flüssiger, er versetzt sie auch mit speziellen Enzymen, den *Amylasen*, die Kohlenhydratverbindungen in einfache Zuckermoleküle teilen, die im weiteren Verlauf leichter verdaut werden können.

Vom Mund geht die Reise weiter durch die Speiseröhre, die in der Fachsprache *Ösophagus* genannt wird. Sie ist das fast geradlinig verlaufende Verbindungsstück zwischen Rachen und Magen, wo der Speisebrei vorerst landet. Auch der Speiseröhre tut es ausgesprochen gut, wenn nicht ganze Brocken in ihr landen, denn das kann im Extremfall einen richtigen Krampf bei ihr auslösen, in dessen Folge sich der Nahrungsbrocken erst recht festsetzt und schlimmstenfalls nur noch vom Arzt entfernt werden kann.

Am Ende der Speiseröhre trifft der Nahrungsbrei zum ersten Mal auf einen Kontrollposten, den es zu überwinden gilt. Es ist der Mageneingangs- oder auch Speiseröhrenschließmuskel. Ist dieser Verschluss des Mageneingangs gestört, kann Mageninhalt in die Speiseröhre zurückfließen und eine sogenannte Refluxkrankheit hervorrufen. Erstes Zeichen dieser Krankheit ist häufiges Sodbrennen, das sich vor allem im Liegen verstärkt. Da der Mageninhalt mit aggressiver Säure durchsetzt ist, wird durch ein fortwährendes Zurückfließen nicht selten auch eine *Refluxösophagitis* ausgelöst, eine schmerzhafte Entzündung der Speiseröhre.

DER MAGEN ALS ZWISCHENSPEICHER

Hat die Mischung aus Pasta mit Tomatensoße, Müsli mit Milch, Sandwich mit Schinken und Käse oder was immer wir zu uns genommen haben den oberen Magen-*Sphinkter* – so die Fachbezeichnung für einen Schließmuskel – erst einmal überwunden, landet sie im Magen selbst, der vom Aussehen ein wenig an einen Dudelsack ohne Pfeifen erinnert. Durch seine Aussackung dient der Magen als hervorragendes Nahrungslager, das den Speisebrei vorübergehend speichert und portionsweise in den Dünndarm abgibt. Dieser Zwischenspeicher ist eine geniale Einrichtung der Evolution, denn ohne Magen müssten wir über den Tag verteilt viele kleine Portionen zu uns nehmen und wären praktisch die ganze Zeit mit Essen beschäftigt. Wie lange Speisen im Magen verbleiben, hängt von ihrer Verdaulichkeit ab: Leicht Verdauliches wie Salat oder bestimmte Gemüsesorten wie Karotten oder Tomaten werden schnell weitertransportiert und verweilen nur maximal ein bis zwei Stunden im Magen; schwer Verdauliches wie ein Gänsebraten, Pilz- oder Bohnengerichte können dagegen »schwer im Magen liegen« und sich dort fünf bis acht Stunden aufhalten.

Der Magen dient zugleich als Desinfektionsstation: So wie sich Chirurgen zur Vorbereitung einer Operation die Hände und Arme bis zu den Ellbogen schrubben, mit Desinfektionsmittel einreiben und sich danach steril einkleiden, so desinfiziert der Magen seinen Inhalt und tötet nahezu alle Krankheitserreger ab. Er bedient sich dazu der Salzsäure, einer aggressiven Substanz, die er in sogenannten Belegzellen bildet und die das Magenmilieu auf einen pH-Wert von 2 bis 3 absenkt, was den allermeisten Bakterien und Krankheitserregern gar nicht gut bekommt. Interessant dabei: Beim Leaky-Gut-Syndrom stimulieren Botenstoffe aus dem Darm die Zellen, die wiederum die Magenschleimhaut zur Salzsäureproduktion anregen. Eine Therapie mit Säureblockern kann deshalb nicht den erwünschten Erfolg bringen – Zusammenhänge, die vielen Ärzten nicht bekannt sind.

Nach der Passage durch den Magenpförtner, den unteren Schließmuskel, gelangt der aufbereitete und von Keimen nahezu vollständig befreite Speisebrei zum eigentlichen Ort unserer Aufmerksamkeit: zum Darm.

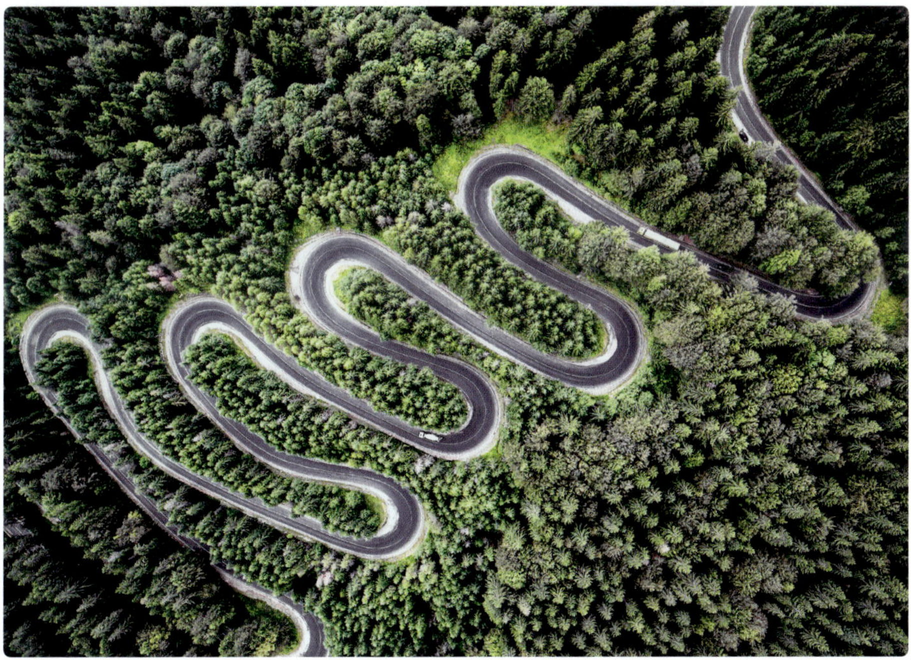

Wenn viel Straße wenig Platz zur Verfügung hat, geht es ein bisschen zu wie im Darm: Eine Kurve folgt der anderen.

DIE KURVIGE FAHRT DURCH DEN DARM

Jeder, der schon einmal eine Serpentinenstraße an Meeresklippen entlanggefahren ist oder eine Hochgebirgsroute genommen hat, um vom Skiurlaub heimzukehren, kennt diese Kurverei: rechts rum, links rum, rechts rum, links rum in zuweilen ziemlich engen, nervigen Kehrschleifen. So ähnlich muss sich der Speisebrei fühlen, wenn er mithilfe der *Peristaltik* – den aktiven, von Muskelkräften ausgelösten Bewegungen des Darms – durch dessen Windungen geschoben wird.

Die Dünndarmreise beginnt mit dem **Zwölffingerdarm**, *Duodenum* genannt. Seinen Namen erhielt der Zwölffingerdarm durch seine Länge, die von Anatomen früherer Zeiten auf etwa eine Länge von zwölf Fingern berechnet wurde, was etwa 30 Zentimetern entspricht. In diesem zwölf Finger langen Abschnitt des Dünndarms finden weitere bedeutsame Verdauungsprozesse statt, indem etwa Hormone und andere Botenstoffe, zum Beispiel des Immun- und Stoffwechselsystems, zur Verfügung gestellt werden. Ins *Duodenum* münden auch die Säfte der Bauchspeicheldrüse und der Gallenblase. Die darin enthaltenen Enzyme führen den Verdauungsprozess fort, indem sie Kohlenhydrate, Fette und Eiweiße aufspalten und in so kleine Einzelteile zerlegen, dass diese aus dem Darminnern über die Darmwand in den Blutkreislauf aufgenommen werden können.

Dem *Duodenum* folgt das *Jejunum*, das im Deutschen als **Leerdarm** bezeichnet wird. Diese etwas ulkige Bezeichnung stammt wohl daher, dass das *Jejunum* nach dem Tod zumeist leer sein soll. In dem etwa zweieinhalb Meter langen und ausgesprochen kurvigen Abschnitt werden Nährstoffe und Wasser aus dem Nahrungsbrei resorbiert, also aufgenommen. Im *Jejunum* setzt sich also die Aufspaltung der Nahrungsbestandteile durch Enzyme, die schon in oberen Abschnitten des Verdauungstraktes begonnen hat, fort. Die dabei entstehenden Bausteine sind vor allem Einfachzucker, Aminosäuren und Fettsäuren. Aber auch Vitamine, Elektrolyte und Spurenelemente gelangen über diesen langen Dünndarmabschnitt mit seiner enormen Resorptionskapazität in den Blutkreislauf – und natürlich jede Menge lebenswichtiger Flüssigkeit, die hier dem Nahrungsbrei besonders gründlich entzogen wird.

Die Serpentinenfahrt durch den Dünndarm findet im *Ileum*, dem **Krummdarm**, ihr Ende. Dieser letzte Abschnitt bildet mit 60 Prozent den längsten Abschnitt der gesamten Dünndarmlänge. Er kann beim Erwachsenen durch-

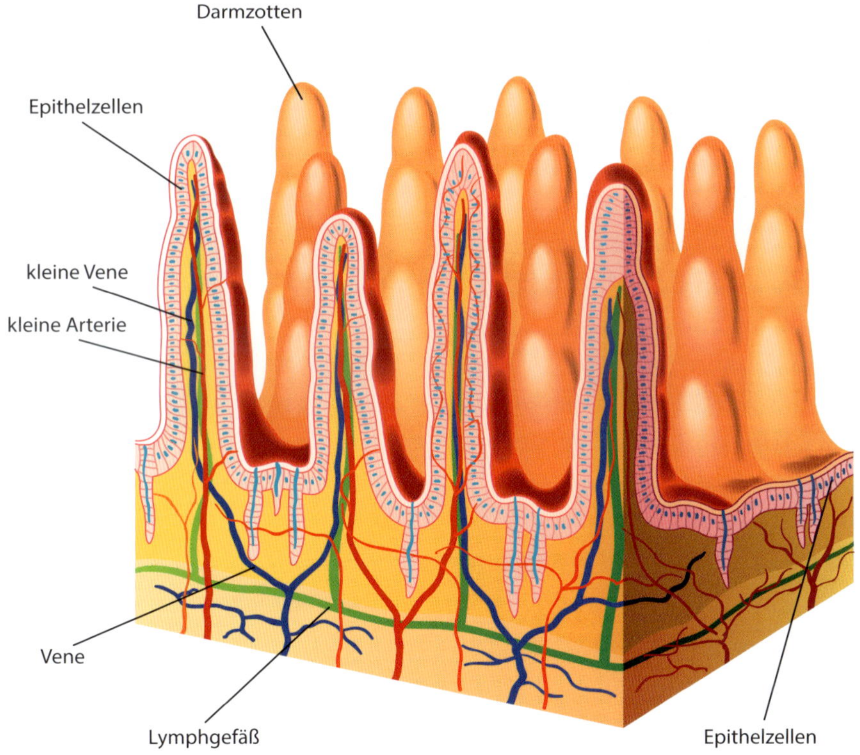

Die unzähligen Ausstülpungen der Darmschleimhaut schaffen eine enorme Resorptionsfläche.

aus bis zu drei Meter lang sein. Im Krummdarm verschwinden die Zotten und Falten, die für das Innenleben des *Jejunums* so charakteristisch sind, und weichen anderen Organstrukturen wie etwa Ansammlungen von Lymphknötchen, die den würdevollen Wissenschaftsnamen *Peyer-Plaques* tragen. Die durch Ein- und Ausstülpungen enorm vergrößerte Resorptionsoberfläche der Darmschleimhaut kommt im *Ileum* zunehmend weniger vor, und zwar deshalb, weil die meisten verwertbaren Nahrungsbestandteile bereits im *Duodenum* und *Jejunum* ins Blut aufgenommen wurden. Statt Resorption von Nahrungsbausteinen kommt dem *Ileum* eine andere wichtige Aufgabe zu, nämlich die Abwehr von Krankheitserregern und anderen Stoffen, die vom Magen durch die Salzsäure nicht schon eliminiert wurden. Man kann mit Fug und Recht sagen: Das Darmimmunsystem ist hauptsächlich im *Ileum*, dem letzten Teil des Dünndarms, angesiedelt. Zur enormen Bedeutung dieses enterischen Immunsystems (»enterisch« stammt aus dem Altgriechischen und steht für »Darm«) werden Sie später noch mehr erfahren.

NAHRUNGSVERDAUUNG DURCH DÜNN UND DICK

Der Dickdarm ist dicker als der Dünndarm. Das klingt zunächst wie eine Plattitüde, aber es ist tatsächlich so. Doch nicht nur das: Dünndarm und Dickdarm unterscheiden sich einerseits im Erscheinungsbild deutlich voneinander und haben andererseits auch ganz verschiedene Funktionen.

Nach dem *Ileum* sind wir also im Dickdarm angekommen. Dieser etwa ein Meter lange Darmabschnitt verläuft überhaupt nicht mehr kurvig, sondern umgibt den Dünndarm wie einen Rahmen. Entsprechend unterscheiden die Mediziner beim Hauptteil des Dickdarms, dem Grimmdarm oder *Kolon*, einen aufsteigenden Teil *(Colon ascendens)*, einen quer verlaufenden Teil *(Colon transversum)* und einen absteigenden Teil *(Colon descendens)*. Zum Dickdarm gehört auch der Blinddarm mit dem als *Appendix* bezeichneten

Wurmfortsatz – der für seine gewisse Entzündungsneigung berühmt-berüchtigt ist – und das *Sigma*, ein leicht S-förmig verlaufendes Stück des Kolons *(Colon sigmoideum)* sowie der circa 16 Zentimeter lange Mastdarm, in der Fachsprache *Rektum* genannt, der über den After (*Anus*) die Verbindung nach außen bildet.

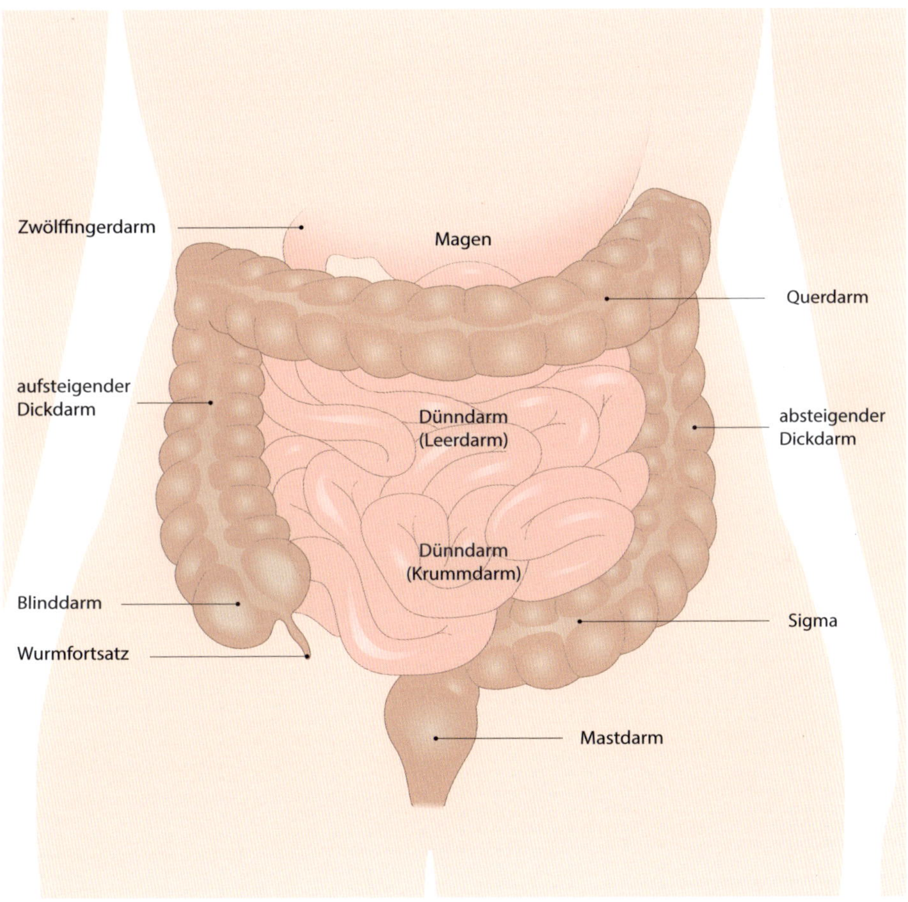

Während der Dünndarm in Kurven und Windungen verläuft, zieht sich der Dickdarm recht geradlinig durch den Bauchraum.

Eine wichtige Aufgabe des Dickdarms ist, dem Speisebrei weiter Wasser zu entziehen, um ihn auf diese Weise einzudicken. Parallel dazu mengt der Dickdarm dem Darminhalt Schleim bei, damit dieser eine gute Gleitfähigkeit erhält und nicht etwa während der Darmpassage ins Stocken gerät.

Die sehr unangenehmen Erscheinungen einer ins Stocken geratenen Verdauung und Bildung von trockenem, hartem Stuhl, der sich manchmal tagelang nur unter größten Schwierigkeiten in die Toilette befördern lässt, kennen wir alle als Verstopfung. Diese Verdauungsstörung, die in der medizinischen Fachsprache *Obstipation* genannt wird, kann durch falsche Ernährung mit zu wenig Ballaststoffen, durch veränderte Ernährungsgewohnheiten, mangelnde Bewegung, Fernreisen und vieles mehr ausgelöst werden. Typische Begleiterscheinungen sind Bauchschmerzen, Völlegefühl und Blähungen.

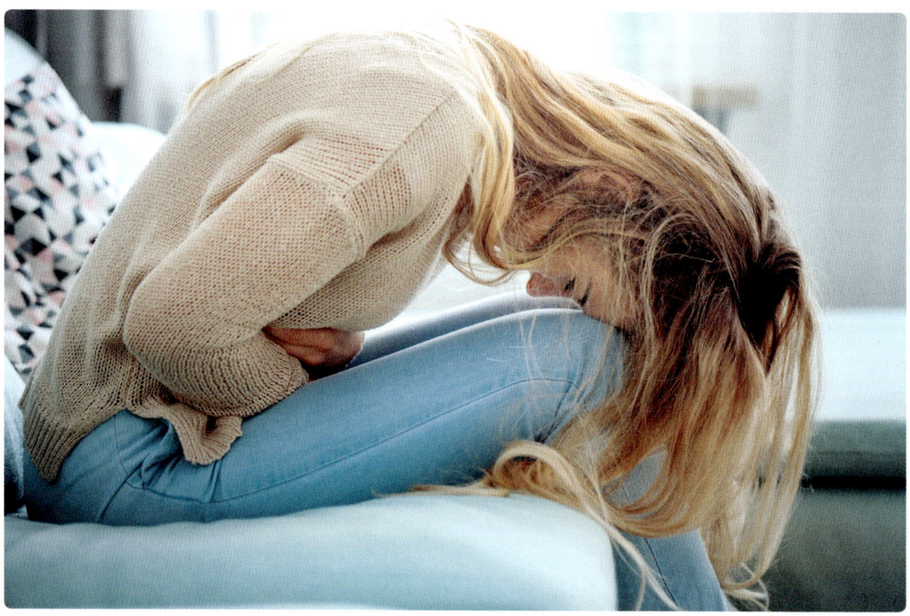

Unregelmäßigkeiten oder Probleme beim Stuhlgang sollten abgeklärt werden.

Das Gegenteil einer *Obstipation* tritt ein, wenn die sogenannten Becherzellen – das sind die Zellen, die im gesamten Magen-Darm-Trakt für die Produktion von Schleim verantwortlich sind – plötzlich übermäßig stark Schleim absondern. Bei Entzündungen des Dickdarms beispielsweise kann die Absonderung des Schleims so stark sein, dass reine Schleimstühle ausgeschieden werden.

Diese Unregelmäßigkeiten des Stuhlgangs können ein erstes wichtiges Zeichen sein, dass mit dem Darm etwas nicht in Ordnung ist und Sie genauere Abklärungen durchführen lassen sollten – denn Krankheiten des Darms sind immer ernst zu nehmen, da sie für eine Vielzahl anderer Leiden und Störungen verantwortlich sein können. Darüber erfahren Sie im weiteren Verlauf dieses Buches mehr.

DAS ENDE DER REISE DURCH DEN »VERDAUUNGSSCHLAUCH«

Nach dem letzten S-förmigen Abschnitt des Kolons, dem *Sigma*, schließt sich der Mastdarm an, dem die Mediziner den Namen *Rektum* gegeben haben. Hier finden keine Verdauungsprozesse mehr statt. Das Rektum dient ausschließlich als Speicher von Kot, damit dieser nicht ständig, sondern nur etwa einmal am Tag oder sogar in noch größeren Zeitabständen ausgeschieden werden muss. Bis zu fünf Tage kann der Mastdarm seinen Inhalt »aufbewahren«.

Im allerletzten Abschnitt des Darms, also am Ende des Rektums, findet sich wieder ein *Sphinkter*, ein Schließmuskel. Nach dem Mageneingangs- und dem Magenausgangsschließmuskel ist er der Dritte im Bunde. Es handelt sich um den *Anus* – auch After genannt –, ein starker Muskelring, der den Darmausgang einerseits ohne bewusste Kontrolle durch das Gehirn verschließen kann, andererseits uns die bewusste Kontrolle über den Stuhlgang ermöglicht. Diese Kontrolle erwerben wir im Kindesalter, denn die Darm- sowie auch die Blasenkontrolle hängen von gewissen Reifeprozessen ab und werden – angepasst an die individuelle kindliche Entwicklung – vom Gehirn gesteuert.

Eine dramatische und für die Betroffenen schwer belastende Situation tritt ein, wenn der Schließmuskel des Afters durch operative Eingriffe, Verletzungen oder bestimmte Krankheiten verletzt beziehungsweise geschwächt wurde. Dann kann es zur Stuhlinkontinenz kommen, bei der die Stuhlabgabe nicht mehr kontrolliert werden kann. Das ist eine immer noch tabuisierte Erkrankung, die sehr oft mit einem großen Leidensdruck einhergeht. Am häufigsten kommt es nach einem chirurgischen Eingriff, meist wegen Darmkrebs, zu dieser Inkontinenz. Glücklicherweise helfen moderne Operationstechniken, etwa mit speziellen endoskopischen Methoden, diese schwerwiegende Komplikation zu verringern.

APPENDIX: WURMFORTSATZ OHNE FUNKTION?

Würde man in der Fußgängerzone eine Umfrage starten, bekäme man sicher Antworten dieser Art: »Der Blinddarm? Der ist doch zu nichts nutze!« Oder: »Der ist doch nur zum Entzünden da und dafür, dass Chirurgen Geld verdienen.«

Nein, so viel Unfug treibt die Natur nicht: Organe zu schaffen, die später nur Probleme bereiten oder nur zum Geldverdienen da sind. Aber welche Bedeutung hat der Blinddarm denn nun wirklich? Zunächst ein bisschen Klarheit in die Sprachverwirrung: Der Blinddarm ist das etwa sechs bis acht Zentimeter lange Stück, das den Übergang vom Dünn- zum Dickdarm bildet. Er wird auch *Caecum* genannt und befindet sich in den allermeisten Fällen in der rechten unteren Bauchhöhle. Am Blinddarm sitzt ein kleines Anhängsel, der Wurmfortsatz, im Fachjargon *Appendix* genannt. Spricht man von Blinddarmentzündung, ist genau dieser Wurmfortsatz gemeint, deshalb heißt die Diagnose auch *Appendizitis* (die lateinische Endung *-itis* bedeutet »Entzündung«).

Eine akute Appendizitis ist in der Tat kein Spaziergang. Sie verursacht meist heftige Bauchschmerzen und kann sogar lebensgefährlich werden, sollte der akut entzündete Wurmfortsatz aufbrechen und schädliche Bakterien in den Bauchraum entlassen. Chirurgen greifen daher meist schnell zum Skalpell und entfernen den *Appendix* sogar gelegentlich vorsorglich im Rahmen eines anderen Eingriffs im Bauchraum.

In die Reihe der vermeintlich nutzlosen Organe findet sich der Blinddarm mit *Appendix* zusammen mit Organen wie den Rachenmandeln oder der Milz. Forschungen zeigen jedoch: Genauso wie die Rachenmandeln oder die Milz, spielt der Blinddarm eine wichtige Rolle im Immunsystem. Zusammen mit dem *Appendix* ist er ein Reservoir von lymphatischen Zellen, die der Körperabwehr wertvolle Dienste leisten. Zudem soll der Blinddarm auch ein Depot für »gute« Darmbakterien sein, die nach einem Darminfekt dort – geschützt wie in einer Höhle – überleben können. Vor dem Hintergrund dieser Erkenntnisse findet gerade ein Umdenken statt, den *Appendix* nicht vorschnell zu entfernen, sondern dem Körper dieses wertvolle Immunorgan zu überlassen, solange es gesund ist.

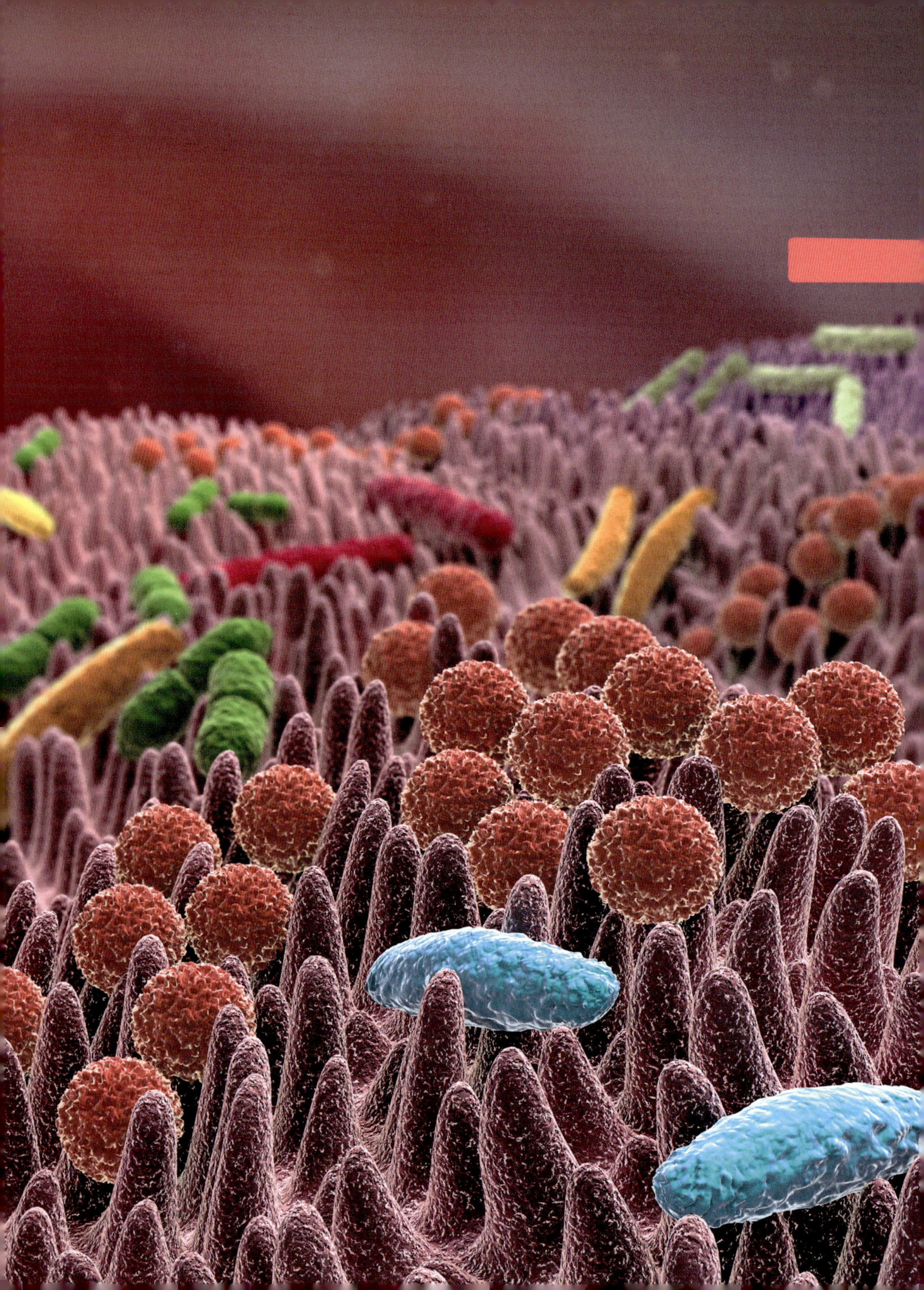

Kapitel 2

DIE DARMFLORA – ÖKOSYSTEM MIT REICHER ARTENVIELFALT

Billionen von Bakterien besiedeln den Darm und bestimmen über Krankheit oder Gesundheit. Was dieses körpereigene Mikrobiom alles zu leisten vermag, beginnen Wissenschaftler überhaupt erst zu erahnen – und sind auf dem Weg zu bahnbrechenden neuen Erkenntnissen.

EIN SUPERORGANISMUS AUS KEIMEN

Lassen Sie sich kurz in die Welt der Zahlen entführen, der ganz großen Zahlen, die jegliche Vorstellungskraft übersteigen. Fangen wir mit den Körperzellen an: Jedes Organ, jede Gewebestruktur, jede Gefäßbahn oder Nervenleitung besteht aus vielen kleinen Funktionseinheiten, den Zellen.

Summiert man beispielsweise die Zellen eines erwachsenen menschlichen Körpers, kommt man auf keine geringere Zahl als 100 Billionen (10^{14}). Wem diese Zahl an Körperzellen schon unermesslich hoch erscheint, der darf sich vom Innenleben unseres Darms ins Staunen versetzen lassen. Dort nämlich ist die Zahl der lebenden Bakterien, die sich auf und in der Schleimhaut tummeln, um den Faktor 10 höher! Unser Darm beherbergt also gigantische Bakterienvölker, die unterschiedliche Eigenschaften haben und somit zu Recht die Bezeichnung der Diversität, der Vielfalt, verdienen.

Etwa 1014 Keimarten – man könnte sie als die Stämme der verschiedenen Bakterienvölker bezeichnen – zählen zum Mikrokosmos unserer Darmflora, sofern diese sich in gesundem Zustand befindet. In ihrer Gesamtheit werden diese Keimarten als **Mikrobiom** bezeichnet. Das Mikrobiom ist wie ein lebender, eigener Organismus oder wie ein eigenes Organ, genauso wie die Nieren, das Herz oder die Leber. Manche Wissenschaftler sprechen sogar von einem Superorgan oder Superorganismus. Die Mikroorganismen des Mikrobioms befinden sich nicht nur in der Darmflora – wenngleich hier in immenser Zahl –, sondern auch auf der Haut und auf sämtlichen Schleimhäuten wie etwa in Mund, Rachen, Nase oder im Genitalbereich.

Zur Faszination Mikrobiom steht in der Nachrichten-Mediathek des Bayerischen Rundfunks (BR) zu lesen: »Die Zahlen des Mikrobioms sind beeindruckend: Rund 90 Prozent aller Zellen im menschlichen Körper sind

Bakterien.« Der Facharzt für Mikrobiologie und Infektionsepidemiologie an der Universität Regensburg, Prof. Dr. Dr. André Gessner, wird dazu zitiert: »Wenn uns ein außerirdisches Wesen beurteilen würde, würde es sagen: Da sind einige Zellen, die sehen alle sehr ähnlich aus – aber eigentlich viel, viel mehr andere, ganz verschiedene Lebensformen, die zahlenmäßig deutlich überwiegen. Das ist ein merkwürdiges Gebilde.« Warum wir – zumindest für terrestrische Wesen – trotzdem wie ein Mensch aussähen, fragt der BR-Onlineartikel. »Ganz einfach: Weil unsere körpereigenen Zellen viel größer sind als ein Bakterium. Das Darmmikrobiom bringt aber immerhin rund eineinhalb Kilo auf die Waage – pro Mensch. In einem Milliliter Darminhalt befinden sich rund 1 000 000 000 000 Bakterien, also eine Billion!«

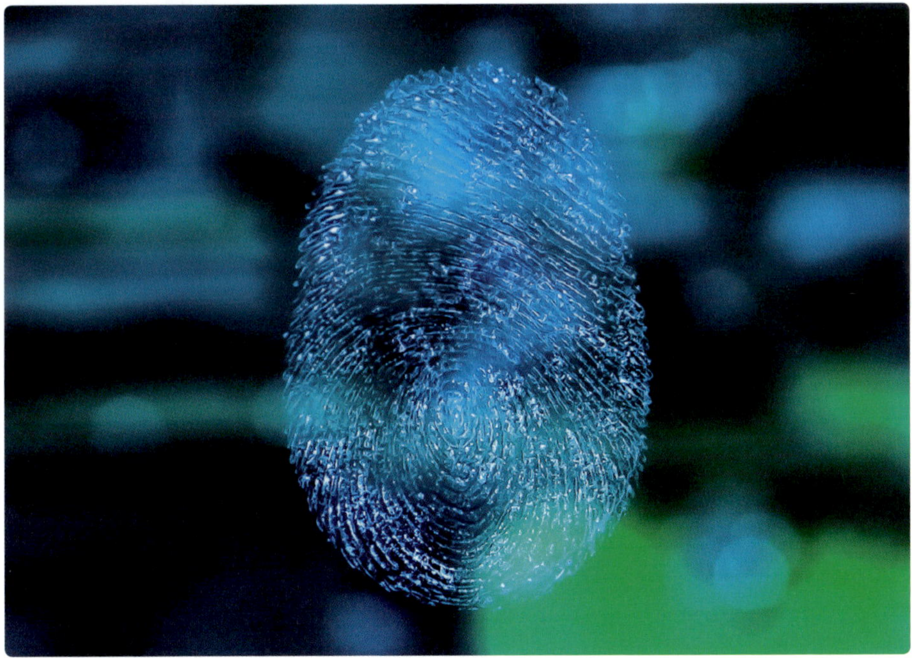

Das Mikrobiom eines Menschen ist in seiner Zusammensetzung ebenso individuell wie beispielsweise sein Fingerabdruck.

BAKTERIENKULTUREN – VON DER DARMBARRIERE GESCHÜTZT

Auch wenn wir davon ausgehen, dass unser Leben stark von unserem Erbgut bestimmt wird, macht uns das deutlich, wie wichtig die Bakterien für unser Leben wirklich sind. Die Gesamtzahl der Bakterien unseres Körpers ist mit acht Millionen unterschiedlichen Genen fast zehnmal mehr mit Erbinformation ausgestattet als alle Zellen unseres Körpers. Jeder Mensch trägt eine ganz individuelle Zusammensetzung dieser eineinhalb bis zwei Kilogramm schweren Biomasse mit sich – so individuell wie ein Fingerabdruck. Das körpereigene Mikrobiom hat erheblichen Einfluss auf unsere Gesundheit und auf unser Leben. Man könnte also formulieren: »Sag mir, welche Bakterien du mit dir herumträgst, und ich sage dir, was für ein Mensch du bist.« Die Forschung weiß immer mehr über die Wechselwirkungen einer gesunden Darmflora mit unserer Gesundheit. Viele akute und auch chronische Erkrankungen lassen sich auf das gestörte Zusammenspiel zwischen Mensch und Darmflora zurückführen.

Zum Schutz vor schädlichen Einflüssen unserer Mikroflora haben wir eine besondere Barriere zur Trennung von Außen- und Innenwelt in unserem Körper: die Darmschleimhaut. Störungen dieser Darmschranke samt den daran beteiligten Darmbakterien können zu erheblichen gesundheitlichen Problemen führen.

- Die Verdauung,
- der Stoffwechsel und eine Vielzahl an Hormonen,
- das Immunsystem und sogar
- das Nervensystem

sind von der Funktion dieser Darmschranke und den dort siedelnden Bakterienvölkern abhängig. Eine intakte Darmbarriere ist also entscheidend für unsere Gesundheit und für unser gesamtes Leben.

100 BILLIONEN KÖRPERZELLEN IM KONZERT DES LEBENS

Die Zahl 100 Billionen einmal bildlich: Würde man die durchschnittlich nur 1⁄40 Millimeter großen Zellen des Körpers aneinanderlegen, reichten sie zweieinhalb Millionen Kilometer weit – oder etwa 60-mal um die Erde.

Und wenn man in jeder Sekunde eine Zelle an die andere reihte, würde das Ziel erst nach über drei Millionen Jahren erreicht.

SPECIAL: BAKTERIEN IM DARM ENTSCHEIDEN DARÜBER, OB EIN MENSCH GESUND BLEIBT ODER KRANK WIRD

Dr. Burkhard Schütz ist Arzt und Molekularbiologe und hat umfassend zum Thema Mikrobiom und Stoffwechsel geforscht.

Die meisten Menschen denken am liebsten nicht viel über ihren Darm nach. Erst wenn er mit Bauchschmerzen, Blähungen oder Durchfall die Aufmerksamkeit sozusagen »unüberhörbar« auf sich zieht, wenden sie sich ihm zu. Arbeitet er still und leise vor sich hin, dann ist der Darm kein Thema – im Gegenteil, meist ist er und alles, was mit ihm zusammenhängt, tabu. Er und seine Arbeit sind unappetitlich und »anrüchig« – wer mag sich damit schon beschäftigen?

Wer jedoch mit Krankheiten und Problemen wie Übergewicht zu tun hat, der sollte sein Augenmerk auf dieses Organ lenken. Diese Beschwerden können ihre Ursache nämlich im Darm haben, genauer in der Darmflora. Das ist eine – nicht ganz richtige – Bezeichnung für alle Bakterien, die sich im Darm tummeln. Der korrektere Begriff dafür ist *intestinale Mikrobiota*, wobei *intestinal* für »Darm« und *Mikrobiota* für so etwas wie »Gesamtheit der kleinen Lebewesen« steht. Und von diesen kleinen Lebewesen gibt es sehr viele: Im menschlichen Darm leben etwa zehnmal so viele Bakterien, wie der Körper Zellen hat.

Die Darmbakterien sind dabei nicht alle gleich: Manche sind kugelig, andere länglich, manche haben kleine Schwänze, mit denen sie sich fortbewegen können, andere nicht, manche vertragen keinen Sauerstoff, andere tolerieren ihn und so weiter. Sie heißen zum Beispiel *Escherichia coli*, *Bifidobacterium bifidum*, *Lactobacillus salivarius*, *Akkermansia muciniphila*, *Faecalibacterium*

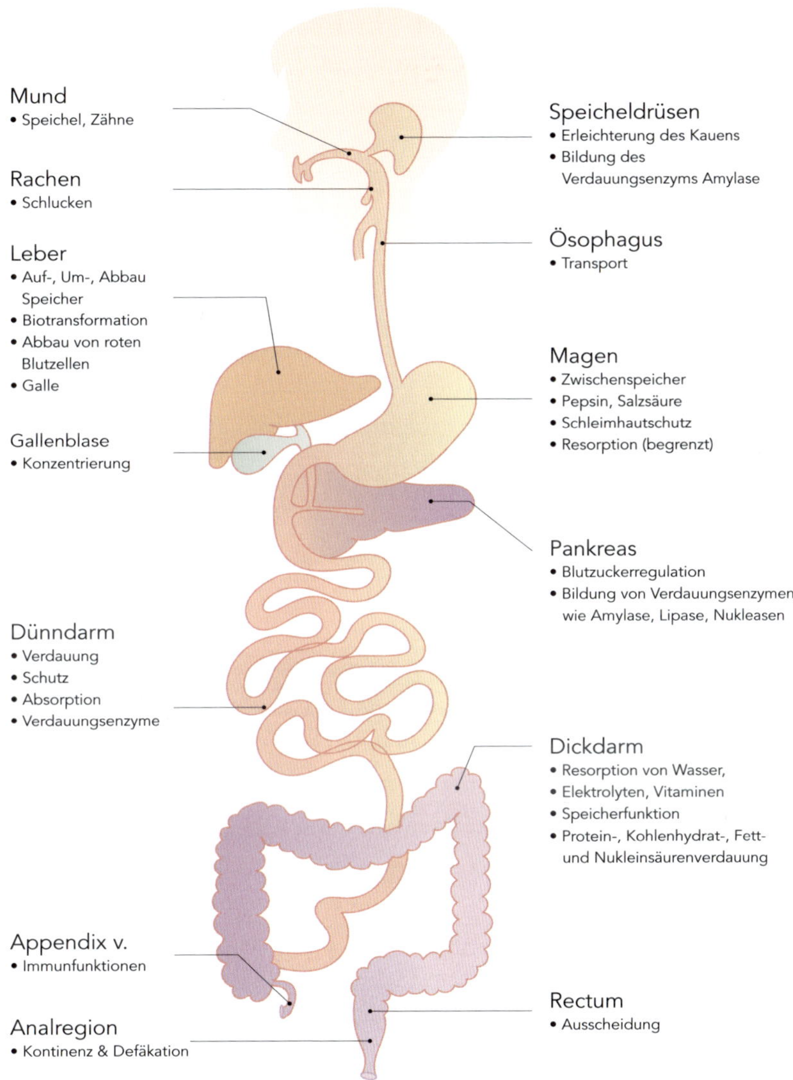

Auf dem Weg durch den Verdauungskanal sind mehrere Organe daran beteiligt, die Nahrung aufzuspalten, aufzunehmen und dem Körper zur Verfügung zu stellen.

prausnitzii oder noch anders. Ordnet man diese Bakterien Gruppen zu, dann stellt man fest, dass 99 Prozent der Darmbakterien zu den Gruppen der *Firmicutes*, *Bacteroidetes*, *Proteobacteria* und der *Actinobacteria* gehören. Lange Jahre hat man nicht genau gewusst, welche Bakterien sich tatsächlich im Darm des Menschen aufhalten. Allerdings hat man der Darmflora auch keine große Bedeutung beigemessen. Die aktuelle Forschung zeigt, dass das ein großer Irrtum war: Der Körper und seine *intestinale Mikrobiota* beeinflussen sich gegenseitig stark – so stark, dass die Bakterien im Darm mitentscheidend dafür sind, ob ein Mensch gesund bleibt oder krank wird. Deutliche Zusammenhänge gibt es zum Beispiel bei Fettleibigkeit, Darmerkrankungen, Zuckerkrankheit, Rheuma, Alzheimer-Demenz und sogar bei Autismus.

DARMBAKTERIEN ZEIGEN, WIE SIE SICH ERNÄHREN

Im Dünndarm, wo durch Verdauungsenzyme die Nährstoffe aus unserem Essen aufgespalten und vom Körper aufgenommen werden, kommen nur relativ wenige Bakterien vor. Im Dickdarm geht es dann vor allem darum, das im übrig gebliebenen Verdauungsbrei enthaltene Wasser in den Körper zurückzuholen. Die »Essensreste« im Dickdarm sind für unseren Körper uninteressant – für Bakterien aber ein Paradies. Daher gibt es im Dickdarm besonders viele Bakterien. Welche und wie viele Bakterien dort leben, ist abhängig davon, was wir essen. Sind zum Beispiel viele Ballaststoffe im Essen enthalten, können sich andere Bakterien besser vermehren, als wenn wir fleischreich essen. Bei einer Untersuchung der Bakterien einer Stuhlprobe kann man also tatsächlich sehen, wie sich ein Mensch überwiegend ernährt. Wer sein Essen verändert, zum Beispiel vom Vegetarier zum Fleischesser wird, verändert langfristig auch seine Darmflora beziehungsweise seine *Mikrobiota*.

Dein Darm ist, was du isst – so könnte man die Wirkung unseres Essens auf unsere Darmflora kurz und prägnant beschreiben, denn sie reagiert sehr

VERÄNDERUNG DER DARMFLORA NACH DREI WOCHEN ERNÄHRUNGSUMSTELLUNG

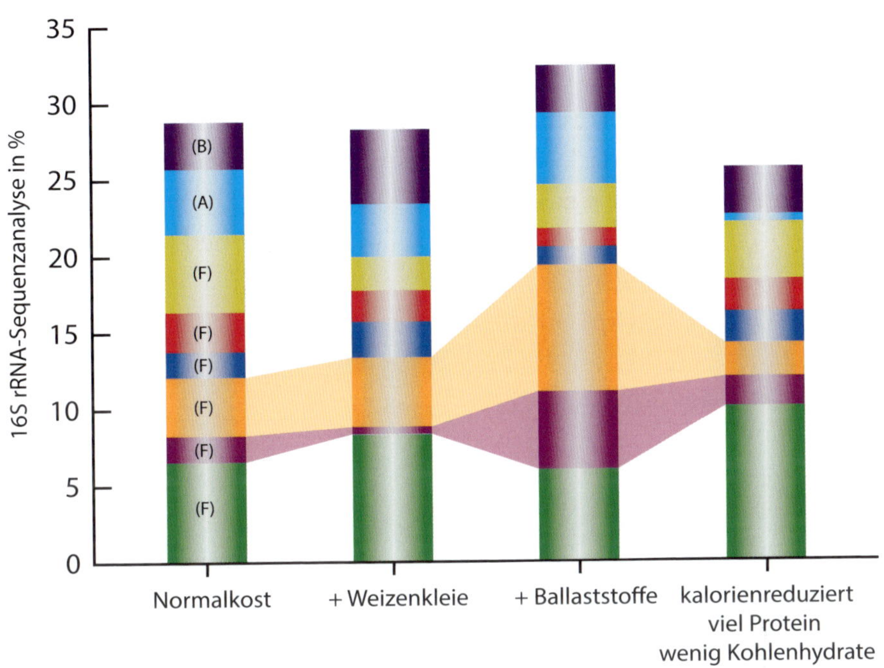

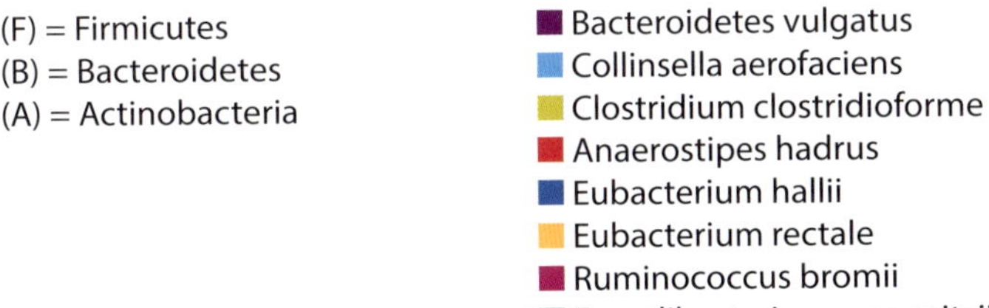

schnell auf das, was wir essen. Die Bakterienarten darin bleiben aber dennoch recht lange stabil. Erst nach einem längeren Zeitraum mit einer geänderten Ernährungsweise verändert sich der Darmflora-Typ grundlegend.

Jeder Mensch »züchtet« sich also mit dem, was auf seinen Teller kommt, seine ganz individuelle *intestinale Mikrobiota* an. Veranschaulichen wir das einmal am Beispiel des Übergewichts und des Abnehmens: Die Bakteriengruppen der *Firmicutes* und der *Bacteroidetes* (siehe Abbildung Seite 37) spielen dabei eine Rolle. Die *Firmicutes* sind in der Lage, aus bestimmten für den Menschen unverdaulichen Ballaststoffen im Dickdarminhalt Stoffe herzustellen, die der Körper aufnehmen und verwerten kann. Das heißt im Klartext: *Firmicutes* versorgen ihren Menschen mit zusätzlichen Kalorien. Je mehr *Firmicutes* im Darm vorkommen, desto mehr Kalorien können produziert werden. Und das macht sich auf Dauer auf der Waage bemerkbar. Tatsächlich zeigen entsprechende Untersuchungen, dass Übergewichtige oft zu viele *Firmicutes* (F) in sich tragen.

Die *Bacteroidetes* (B) hingegen liefern solche Zusatzkalorien nicht, von ihnen sind bei Menschen mit hohem Körpergewicht weniger im Darm anzutreffen. Daher schaut man sich im Labor an, wie das Verhältnis der beiden Bakteriengruppen zueinander ist. Liegt es bei (F : B) 1 : 1 bis 3 : 1, ist alles in Ordnung – keine zusätzlichen Kalorien machen das Leben schwer. Liegt das Verhältnis jedoch darüber, sind also mehr als dreimal so viele *Firmicutes* wie *Bacteroidetes* im Darm, dann macht dem Betroffenen das Mehr an Kalorien zu schaffen. Derart verschobene Bakterienverhältnisse kommen bei etwa 35 Prozent aller Übergewichtigen vor. Es gibt Menschen, die ein Verhältnis von (F : B) 200 : 1 in ihrem Darm haben, da ist die »versteckte Zusatzversorgung« enorm! Wenn Menschen also, obwohl sie wenig essen, dennoch zunehmen, liegt es vielleicht an ihrer Darmflora. Doch das ist noch nicht alles, was die Darmflora von Übergewichtigen anders macht. Übergewichtige leiden generell daran, dass sie weniger unterschiedliche Bakterienarten im Darm haben.

Das fördert eine weitere Gewichtszunahme und macht Diäten erfolgloser. Ein Teufelskreis, der zu immer mehr Kilos führt.

Zwei Bakterienarten im Darm sind von Menschen mit chronischen Krankheiten sowie stark Übergewichtigen oft deutlich unterrepräsentiert: *Akkermansia muciniphila* und *Faecalibacterium prausnitzii*. Genau diese beiden erfüllen jedoch wichtige Funktionen für den Darm: *Akkermansia* regt die Schleimbildung an und *Faecalibacterium* produziert verschiedene Stoffe, die die Darmzellen ernähren und die natürliche Darmbewegung fördern sowie Entzündungen im Darm verhindern helfen. Mangelt es an diesen Bakterien, wird die Darmschleimhaut dünner und durchlässiger, der Darm neigt zu entzündlichen Reizungen. Ist dies der Fall, sollte unbedingt ein Arzt aufgesucht werden, der den Darm untersucht, denn die Folgen können eine Darmentzündung, Allergien, Autoimmunerkrankungen sowie andere Krankheiten sein. Wenn eine Untersuchung der Darmflora zeigt, dass diese Bakterienarten fehlen, dann sollten unbedingt weitere Analysen und Therapien eingeleitet werden.

DIE DARMBARRIERE – UNSICHTBARE GRENZE ZWISCHEN ZWEI WELTEN

Wer früher von Deutschland in ein Nachbarland reisen wollte, die Niederlande, Frankreich oder Österreich beispielsweise, hatte eine Grenze zu passieren – und dazu eine Zollstation. Seit der Auflösung der meisten innereuropäischen Grenzen können Bürger der Europäischen Union ohne Passkontrolle in andere EU-Länder reisen, und mit der Öffnung der Grenzen fielen natürlich auch die Schlagbäume des Zolls. Was den Menschen in Europa überwiegend Vorteile wie Reisefreiheit, erleichterte Einkaufsmöglichkeiten sowie kulturellen Austausch brachte, könnte für die Grenze des Darms fatale Auswirkungen haben. Eine Darmbarriere »ohne Zollstationen« und mit freier Passage – das würde nicht funktionieren.

PHYSIKALISCHE UND CHEMISCHE TRENNLINIE

Nehmen wir die Darmbarriere einmal genauer unter die Lupe. Grundsätzlich lässt sich sagen, dass es sich um eine Schleimhautbarriere handelt – die Darmschleimhaut mit ihren vielfältigen Funktionen haben Sie ja schon ein wenig kennengelernt. Es ist eine komplexe Gewebestruktur, die eine Grenzlinie bildet zwischen dem Raum des Darmrohrs und der Umgebung des Körpers – sozusagen eine Grenze zwischen der Außen- und der Innenwelt des Organismus. Man kann sich die Darmbarriere am besten als eine Grenzschicht vorstellen, die aus verschiedenen Ebenen besteht.

Da gibt es zunächst die physikalische Ebene, die sich aus zellulären Komponenten zusammensetzt – dem sogenannten *vaskulären Endothel*, also den winzigen Gefäßen, die die Durchblutung gewährleisten, sowie der *epithelialen* Zellauskleidung mit einer Schleimschicht an der Oberfläche.

Neben dieser physikalischen Ebene existiert auch eine chemische Ebene, die mit verschiedenen Substanzen an der Barrierefunktion teilnimmt. Diese Substanzen bestehen aus Verdauungssekreten, Immunmolekülen, Zellprodukten wie *Zytokinen* und anderen Stoffen, die Entzündungen regulieren, und antimikrobiellen *Peptiden*, also antientzündlich wirkenden Eiweißen, die hauptsächlich von Zellen im Dünndarm produziert werden.

Das *Darmmikrobiom* mit seinen immensen Bakterienpopulationen ist zwar selbst nicht an Stoffwechselprozessen beteiligt und stellt so auch keine Barrierefunktion an sich dar. Es vermag aber diese Barriere zu modulieren, also so zu verändern, dass sie zur Gesundheit des Darms beiträgt oder aber eine Erkrankung begünstigt. Am Beispiel der Bakterienpopulation vom Stamm der *Akkermansia* lässt sich dies veranschaulichen: Die *Akkermansia*-Familie ist vor allem dafür verantwortlich, alten Schleim abzubauen und zu besei-

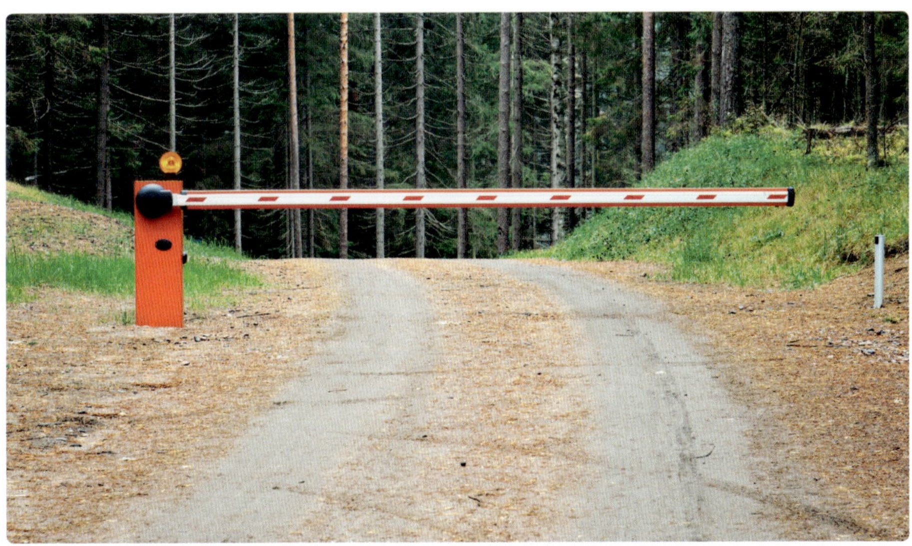

An Barrieren wie einer Grenze wird entschieden, ob die Reise weitergeht oder ob Unerwünschtes oder gar Gefährliches zurückgewiesen wird.

tigen. Die Becherzellen der Darmschleimhaut, der *Mukosa*, werden dadurch angeregt, wieder neuen, funktionsfähigen Schleim zu produzieren, der sich wie ein Schutzfilm über die Zellen des Darms legt und möglicherweise sogar porös gewordene Stellen der Darmwand wieder abzudichten vermag. Welche Rolle dies für das Leaky-Gut-Syndrom spielt, wird in diesem Buch noch ausführlich erklärt.

FUNKTION DER DREI DARMBARRIEREN

	LOKALISATION	ABWEHRMECHANISMUS
1. BARRIERE	Physiologische Bakterienflora, auf der Darmschleimhaut angesiedelt	► Produziert Kampfstoffe gegen krank machende (pathogene) Keime ► Schützt vor Fremdbesiedelung mit anderen krank machenden Darmbakterien ► Trägt zum günstigen pH-Wert an der Darmwand bei
2. BARRIERE	Schleimhautschicht (Mukus) zwischen Darmbakterien und Darmwand	► In der Regel zähflüssig, verhindert damit Durchdringen von schädlichen Bakterien ► Verliert bei Entzündungen und Phosphatidylcholinmangel ihre Viskosität und wird leichter durchdringlich für schädliche Bakterien ► Darin eingebunden sind unpoetische Antikörper (sIgA), die Fremdstoffe neutralisieren können.
3. BARRIERE	Dünndarmschleimhaut (Darmepithel)	► Mechanische Barriere

EINE RIESIGE BARRIEREFLÄCHE

Mit etwa 400 Quadratmetern bildet die Darmbarriere eine gigantische Kontrollfläche, die der Größe eines kleinen Fußballfelds entspricht. Zum Vergleich: Die Haut bringt es auf kaum mehr als zwei Quadratmeter und wäre daher ausgefaltet nicht größer als ein normales Tischtuch. Ermöglicht wird diese enorme Oberflächenvergrößerung – wie schon beschrieben – durch die unzähligen Falten, die dem Darminnern seine charakteristische Struktur geben.

Auf diesen 400 Quadratmetern finden unzählige Kontroll- und Funktionsprozesse statt. Die Darmbarriere verhindert so zum Beispiel den Verlust von Wasser und Elektrolyten aus dem Körper. Gleichzeitig hält eine gesunde, abwehrkräftige Darmbarriere Eindringlinge wie schädliche Mikroorganismen davon ab, über die Darmwand in den Körper zu gelangen und dort Entzündungen oder andere krankhafte Prozesse auszulösen.

Wissenschaftler haben herausgefunden, dass die Darmwand eine halbdurchlässige Membran darstellt, die mit ihren drei Ebenen – dem *Mikrobiom*, der *Epithelschicht* und dem *Immunsystem* des Darms – eine wesentliche Schutzbarriere bildet.

Gewährleistet wird die sogenannte *intestinale* (darmeigene) Barrierefunktion durch eine zusammenhängende Zellschicht, die den Raum zwischen den Epithelzellen mit ihren engen Verbindungen regelrecht versiegelt und abdichtet. Im Englischen wird diese dichte Verbindung als *Tight Junctions* bezeichnet. Man kann sie sich wie schmale Bänder vorstellen, die die Zellen umgürten und so den Zellzwischenraum abdichten. Trotz dieser Abdichtung ist jedoch ein kontrollierter Stoffaustausch möglich, der den Transport gewünschter Moleküle erlaubt, unerwünschter Moleküle hingegen zu verhindern vermag.

DAS MIKROBIOM ALS WEITES FORSCHUNGSFELD

Noch vor wenigen Jahren hätte man Wissenschaftler wohl für verrückt gehalten, die behaupten, dass Mikroorgansimen und im Speziellen Bakterien des Darms unsere Stimmung und unsere Gefühle beeinflussen. Heute weiß man aber: Die Zusammensetzung der Bakterien im menschlichen Darm hat nicht nur Einfluss auf die Verdauung. So haben international tätige Forscher, unter anderem auch vom Europäischen Molekularbiologischen Laboratorium (EMBL), das der Universitätsklinik Heidelberg angeschlossen ist, Hinweise gefunden, dass sich Menschen anhand ihrer Bakterienzusammensetzung in verschiedene Typen einteilen lassen und – man möchte es kaum glauben – dass sich diese Menschen in ihrem Verhalten und ihrer Anfälligkeit für Krankheiten unterscheiden.

Unter *Mikrobiom* versteht man die Gesamtheit aller Mikroorganismen eines Organismus oder eines Ökosystems, so zum Beispiel auch eines Körperbereichs wie des Darms oder der Haut.

Eine der führenden Arbeitsgruppen, die sich mit dem *Mikrobiom* des Darms beschäftigen, ist die Gruppe um den Bioinformatiker Dr. Peer Bork vom EMBL. Nach deren Untersuchungen ist bei Menschen die Zusammensetzung der Darmbakterien nicht zufällig, sondern die Bakterien können bestimmten Gemeinschaften zugeordnet werden, sogenannten *Enterotypen*. Diese wurden nach den jeweils dominanten Gattungen benannt: Enterotyp 1 *(Bacteroides)*, Enterotyp 2 *(Prevotella)* und Enterotyp 3 *(Ruminococcus)*. Die Wissenschaftler analysierten dazu aus Stuhlproben zahlreicher Probanden die *Metagenome*, also die Summe der Genome aller Darmmikroben. Nach Ansicht der Forscher spricht diese Enterotypen-Einteilung für eine begrenzte Anzahl von ausgewogenen Wirt-Mikroben-Symbiosen – also Lebensgemeinschaften von

Mensch und Bakterie –, die möglicherweise unterschiedlich auf Ernährung und Medikamente reagieren. Aus der Analyse der *fäkalen Metagenome* von über 200 Personen aus Europa und den USA konnten die Heidelberger Forscher beispielsweise zeigen, dass die Zusammensetzung des Darmmikrobioms individuell verschieden ist und über eine längere Zeit von über einem Jahr stabil zu bleiben scheint – zumindest bei Gesunden.

Faszinierend bei dieser Untersuchung: Jede Versuchsperson ließ sich einem der drei Enterotypen zuordnen, das heißt, statt einer zunächst erwarteten Zufallsverteilung und einer Flut zusammenhangsloser Daten ergab sich für die Forscher bei der Auswertung der *Metagenome* eine ganz klare Struktur: drei unterschiedliche »Ökosysteme«, die rund um den Globus prägend für einen bestimmten Typus Mensch sind, und das unabhängig von Alter, Herkunft oder Geschlecht.

LENKEN MIKROBEN UNSERE GEFÜHLSWELT?

»Im Tiermodell konnte bereits nachgewiesen werden, dass die Mikroorganismen im Darm Emotionen, Schmerzempfinden und soziales Verhalten beeinflussen«, ist auf der Website aerzteblatt.de vom 30. Juni 2017 zu lesen. »Den Forschern um Kirsten Tillisch von der David Geffen School of Medicine an der University of California ist es jetzt gelungen, diese Interaktion bei 40 gesunden Frauen zu zeigen.« Um diese Verbindung zwischen dem Mikrobiom und dem Gehirn nachzuweisen, hätten die Forscher das *fäkale Mikrobiom* der Studienteilnehmerinnen untersucht und zudem eine Magnetresonanztomografie (MRT) des Gehirns durchgeführt, während die Teilnehmerinnen Bilder ansahen, die negative, neutrale oder positive Emotionen auslösen können. »Das Mikrobiom ließ sich in zwei Gruppen unterteilen. Die meisten der Frauen hatten einen Überschuss der Stäbchenbakterien *Bacteroides* (n = 33), bei sieben Frauen dominierte hingegen die Gattung *Prevotella* die Darmflora.

Das MRT zeigte Unterschiede zwischen den beiden Gruppen, die Hirnregionen wie etwa den Hippocampus betreffen.« Diese Region, die Erinnerungen, Belohnungen und Stress reguliert, sei in der *Bacteroides*-Gruppe größer angelegt gewesen als bei den sieben Frauen mit der von *Prevotella* dominierten Darmflora. Zudem hätten die Forscher im MRT eine dickere Schicht der grauen Hirnsubstanz im Frontalkortex und in der Inselrinde – also in zwei weiteren Bereichen des Gehirns – beobachtet, die für subjektive emotionale Erfahrung und bewusste Gefühle eine entscheidende Rolle spielt.

DAS MIKROBIOM MACHT MUCKIS

Auch die Muskulatur und damit unsere körperliche Fitness scheinen von den Darmbakterien abzuhängen. Wissenschaftler sprechen neuerdings von der »Gut-Muscle-Axis«, der Darm-Muskel-Achse. Erste Hinweise darauf fanden Forscher in einem simplen Tierversuch in Taiwan. Man fütterte die Hälfte einer Gruppe von Mäusen mit einem ganz bestimmten Bakterium namens *Lactobacillus plantarum*. Die andere Hälfte bildete die Kontrollgruppe und erhielt keine Bakterien. Nach sechs Wochen zeigte sich den Forschern ein erstaunliches Resultat: Die mit Bakterien gefütterten Mäuse veränderten ihre Körperkomposition. Ihr Fettanteil sank, ihre Muskelmasse nahm zu. Zusätzlich waren sie in der Lage, länger in einem Schwimmtest durchzuhalten, und hatten darüber hinaus eine höhere Griffkraft. Ein zusätzlicher Bluttest ergab verringerte Werte unter anderem an *Creatinkinase*, einem klinischen Marker, der unter anderem auf Muskelabbau hindeuten kann. Natürlich lassen sich Tierversuche nicht eins zu eins auf den Menschen übertragen, aber die Ergebnisse sprechen für sich.

Die Auswirkung unserer Darmflora auf unsere Muskeln ist grundlegender Art. Damit das aufgenommene Eiweiß unsere Muskeln erreicht, muss es in Aminosäuren aufgespalten werden. Hierbei kommen – wie schon erwähnt –

unsere Bakterien ins Spiel. Insbesondere ein Bakterium namens *Bacillus coagulans* steht dabei im Fokus. In einer wissenschaftlichen Studie wurde durch das Hinzufügen der Bakterien *Bacillus coagulans* die Absorbierungsrate, also die Aufnahmerate aus dem Darm, der Aminosäure *Leucin* um 23 Prozent, von *Isoleucin* um 20 Prozent, *Valin* um 7 Prozent, von *Glutamin* um 116 Prozent und vieler weiterer Aminosäuren deutlich erhöht. Sogar bei Eiweiß aus eher schwer verdaulicher pflanzlicher Quelle scheint dieser Keim einen positiven Einfluss zu haben. Obendrein wurde eine deutliche Verbesserung der Regeneration nach dem Training festgestellt, was möglicherweise durch die zusätzlichen Aminosäuren zu erklären ist.

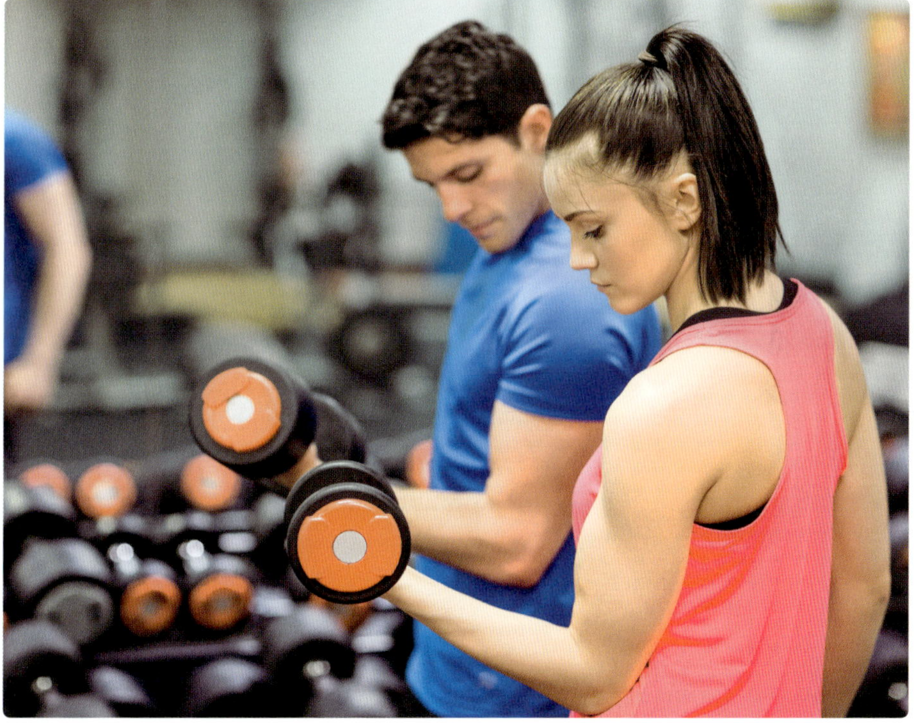

Damit das Eiweiß muskelbildend wirkt, muss es durch Aminosäuren aufgespalten werden.

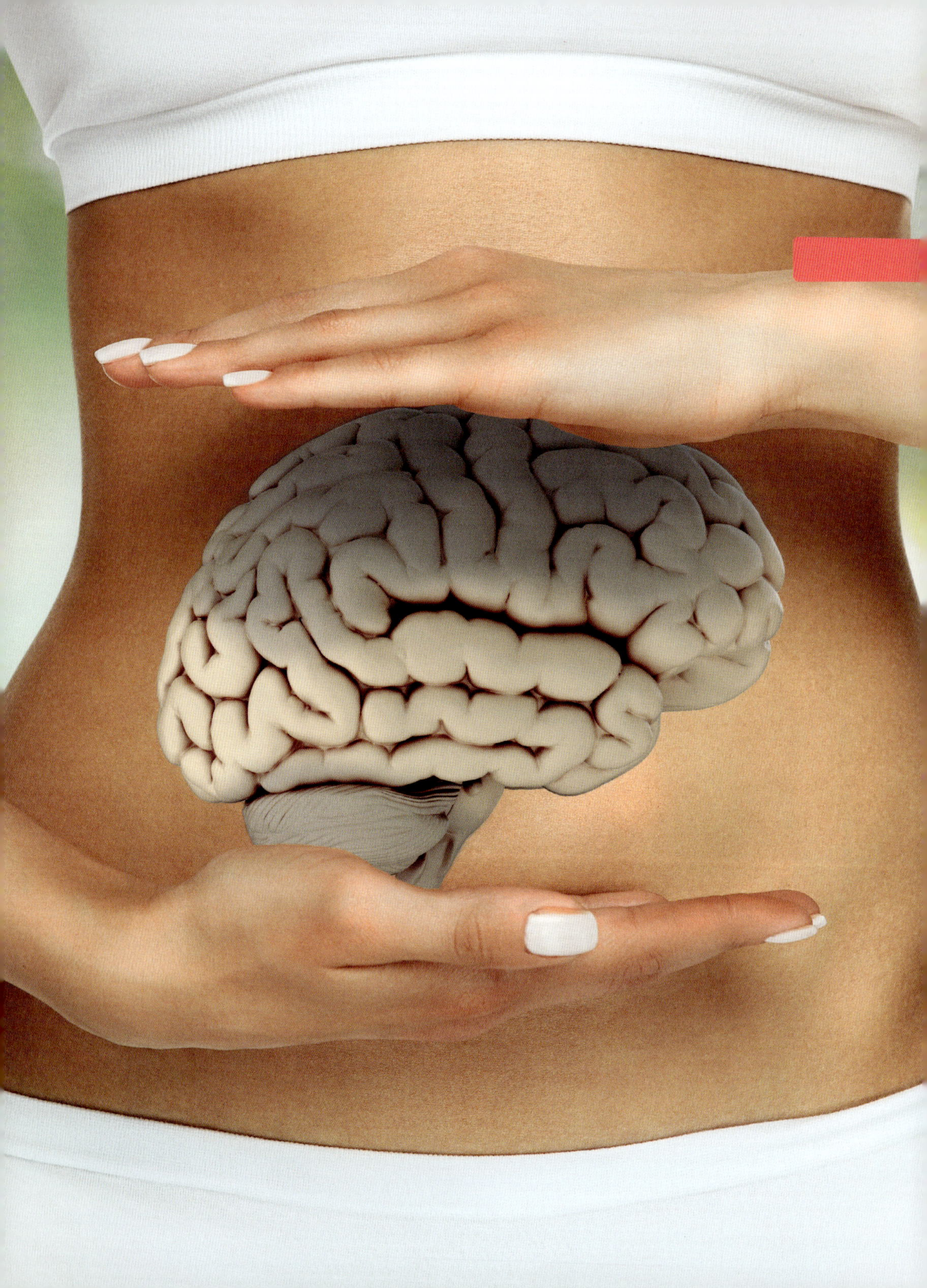

Kapitel 3

DER DARM – DAS ZWEITE GEHIRN IM BAUCH

Frisch verliebt mit »Schmetterlingen im Bauch«, auf »den Bauch hören« oder ein schlechtes »Bauchgefühl« haben: Was der Volksmund schon lange weiß, belegen Wissenschaftler mit modernen Forschungen – im Bauch sitzt ein zweites Gehirn!

DIE ENGE VERBINDUNG VON GEFÜHL UND VERSTAND

Wohl jeder Schüler und jeder Student kennt diese Situation: Man steht unmittelbar vor einer Prüfung – und plötzlich beginnen Magen und Darm zu rebellieren. Ein Grummeln macht sich im Bauch breit, ein Druckgefühl in der Magengegend und plötzlich ein drängendes Gefühl, zur Toilette zu müssen.

Was hier geschieht, ist kein Hexenwerk, kein schlechter Zauber oder Fluch, der nur zum Ziel hat, das Prüfungsergebnis zu vermasseln – nein, es ist Ausdruck eines hochsensiblen, funktionsstarken Netzwerks aus über 100 Millionen Nervenzellen – unserem »zweiten Gehirn« im Bauch.

Ein Organ, das ähnlich komplexe Leistungen bringt wie unser Gehirn? Und das im Darm sitzen soll? Der Darm, so haben wir nun gelernt, ist primär für die Verdauung verantwortlich, und diese Arbeit schafft er weitgehend unabhängig vom Gehirn, und sie geschieht auch keineswegs willentlich oder gar bewusst. Hier sind die Systeme von der Natur intelligent getrennt: Denken und Handeln mit dem Kopf; Verdauen, Verwerten und Ausscheiden mit dem Bauch.

Aber diese Arbeitsteilung ist nur auf den ersten Blick so klar getrennt und voneinander abgespalten. In Wahrheit nämlich kommunizieren Bauch und Gehirn miteinander und sind in engem Austausch – und das praktisch ständig. Nur so ist erklärbar, dass unser Darm so schnell auf emotionale Situationen wie eine bevorstehende Prüfung reagiert. Nur so ist erklärbar, warum intuitiv geschulte Menschen ihren Bauchentscheidungen einen so viel höheren Stellenwert beimessen als den Entscheidungen, die sie mit ihrem logischen Menschenverstand treffen.

WIE FUNKTIONIERT DIE KOMMUNIKATION ZWISCHEN KOPF UND BAUCH?

Mit über 100 Millionen Nervenzellen ist das Bauchhirn größer als alle anderen Nervensysteme der Körperperipherie und verfügt über eine neuronale Kapazität, also eine Summe an Nervenverknüpfungen, die etwa der eines Hundes oder einer Katze entspricht. Wie schlau die Vierbeiner sein und welche differenzierten Reaktionen und Emotionen sie zeigen können, weiß jedes Frauchen und jedes Herrchen aus eigener Erfahrung. Und die klügsten unter den felligen Freunden verstehen sogar bis zu 200 Begriffe und vermögen mehrere Hundert Gegenstände zu unterscheiden. Kein Wunder also, dass unser *enterisches Nervensystem*, wie das Darmnervensystem auch genannt wird, zu intelligenten Leistungen befähigt ist.

Die Kommunikation zwischen Kopf- und Bauchhirn erfolgt über sogenannte *Neurotransmitter*, hormonelle Botenstoffe, die über Nervenleitungen und Nervenschaltstellen Informationen übertragen (siehe dazu S. 55f.). Das enterische Nervensystem bedient sich dabei der gleichen Neurotransmitter wie das Gehirn. Für die Wissenschaftler steht fest, dass deshalb ein enger Austausch zwischen Kopf- und Bauchhirn stattfindet und sich beide Nervenkomplexe wechselseitig beeinflussen. Die sogenannten afferenten Fasern zwischen Darm und Gehirn – also die Fasern, die vom Darmorgan zum Zentralnervensystem Informationen liefern – machen dabei 80 Prozent der Nervenfasern aus, während nur circa 20 Prozent efferente Fasern vom Gehirn zum Darm funken.

NERVUS VAGUS – HAUPTAKTEUR DES »RUHENERVS«

Eine weitere wichtige Kommunikationsschiene ist der sogenannte Vagusnerv, der zehnte Hirnnerv und zugleich Hauptnerv des Parasympathikus, dem Nerv, der für Ruhe und Entspannung im Körper sorgt. Der *Nervus vagus* entspringt etwa der Mitte des Gehirns und zieht zusammen mit der großen Halsschlagader *(Arteria carotis)* und einer großen Halsvene *(Vena jugularis)* am Hals vorbei und an der Speiseröhre entlang in Richtung Magen. Zahlreiche Abzweigungen des Nervs erreichen auch den Darm bis einschließlich den Dickdarm, der zu etwa zwei Drittel vom *Nervus vagus* versorgt wird. Interessant: Der Großteil des Informationsflusses entlang des *Nervus vagus* verläuft vom Darm in Richtung Gehirn – und nicht umgekehrt. Es scheint fast so, als würde sich der Darm dieser nervalen Autobahn bedienen, um das Gehirn mit vielen nützlichen Informationen zu versorgen, die unser Supercomputer im Kopf dann aus der Tiefe des Bauchraums zum Wohle des ganzen Körpers nutzen kann.

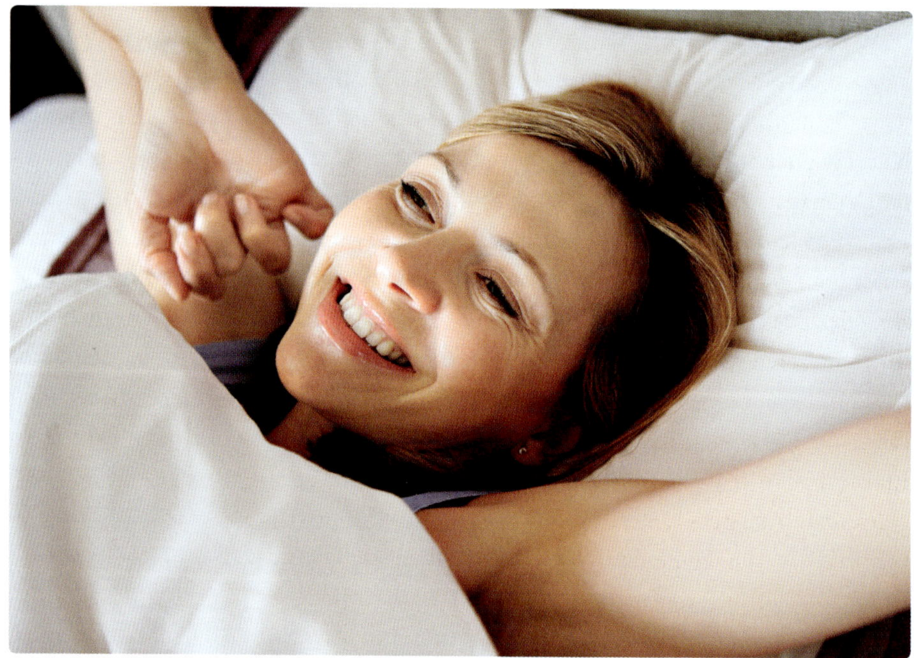

Wer sich fühlt, als könnte er Bäume ausreißen, steht ziemlich sicher unter dem Einfluss des »Glückshormons« Serotonin, das hauptsächlich im Darm gebildet wird.

GEFÜHLE – IM BAUCH GEBILDET, IM KOPF VERARBEITET

Doch wo landen diese unzähligen Informationen aus dem enterischen Nervensystem, die via *Nervus vagus* und Neurotransmitter ins Oberstübchen geschickt werden? Und was geschieht mit ihnen? »Wohl fühlen sich die Informationsträger aus dem Darm in den Regionen, die für Emotionen, Lernen und Motivation zuständig sind«, schreibt die Professorin für Gesundheitsförderung und Medical Wellness von der Hochschule Coburg, Prof. Dr. Michaela Axt-Gadermann, in ihrem Ratgeber *Schlank mit Darm*.

Von besonderer Bedeutung für Vitalität, Wohlbefinden und Energie ist das *Serotonin*. Es wird auch als »Glückshormon« bezeichnet und spielt im Konzert der Neurotransmitter eine herausragende Rolle. Wenn wir uns so richtig wohl in unserer Haut fühlen, es uns gut geht und wir schon morgens bestens gelaunt aus dem Bett steigen, können wir ziemlich sicher sein, dass wir das dem *Serotonin* zu verdanken haben und dass sich die Pegel des Neurotransmitters auf gutem Niveau befinden. Im Darm steuert *Serotonin* die Verdauungstätigkeit und beeinflusst das dortige Immunsystem ganz wesentlich mit. Die überwiegende Menge des Serotonins wird nicht im Gehirn, sondern im Darm gebildet. Neueste Studien zeigen, dass bei der Produktion des Neurotransmitters, der sogar Depressionen vertreiben kann, Darmbakterien beteiligt sind und man als Forscher, Arzt und Therapeut deshalb dem *Mikrobiom* besondere Beachtung schenken sollte. In dem auf spektrum.de publizierten Artikel »Die Darm-Hirn-Achse« schreibt der Autor Peter Andrey Smith: »Die Biologin Elaine Hsiao forscht inzwischen an der University of California in Los Angeles. Ihre neusten Daten zeigen, dass bestimmte Metaboliten die Serotoninproduktion der Zellen in der Dickdarmwand unterstützen – eine unglaubliche Entdeckung nicht zuletzt, weil bekannt ist, dass viele Antidepressiva die Menge an Serotonin und damit einen der Botenstoffe an den Verbindungen der Neuronen steigern. Die Darmzellen produzieren etwa 60 Prozent des peripheren Serotonins in Mäusen, im Menschen sogar mehr als 90 Prozent.«

DAS GENIALE NETZWERK VON NERVEN UND ORGANINTELLIGENZ

Im Gehirn sind mehr als 100 Milliarden Nervenzellen durch 100 Billionen Synapsen eng verbunden. Dieses fantastische Nervennetzwerk ermöglicht eine Kommunikation mit allen Organen unseres Körpers, ermöglicht uns, zu denken, zu fühlen, zu handeln – zu leben!

WUNDERWERK GEHIRN

Das Gehirn unterscheidet den Menschen von allen anderen Lebewesen am stärksten. Es birgt eine fantastische Welt, unvorstellbar groß, unvorstellbar komplex und immer noch voller Geheimnisse. In dem gigantischen Netzwerk von vielen Tausend Kilometern Nervenleitung und über 100 Milliarden Nervenzellen spielen sich faszinierende elektrische und biochemische Prozesse ab, werden Höchstleistungen an Informationsverarbeitung vollbracht, die kein Supercomputer auf dieser Welt zuwege bringen könnte. Dabei hat die Natur das menschliche Gehirn mit einem riesigen Vorrat ausgestattet: Seine Kapazität würde für einige Hundert Jahre Denk- und Gefühlsleistung sowie andere neuronale Aktivität ausreichen. Allerdings bedarf es zum Erhalt der Gehirnleistung eines regelmäßigen Trainings, sonst beginnen die Nervenverbindungen zu verkümmern. Wie funktioniert das neuronale Netzwerk genau? Was befähigt ein Baby, laufen oder sprechen zu lernen, einen Pianisten, Chopin oder Beethoven zu spielen, eine Eiskunstläuferin, den doppelten Rittberger zu springen, oder uns alle einfach nur, die unzähligen Aktivitäten des Alltags zu bewältigen? Bei jedem Gedanken, jedem Gefühl und jeder Handlung bilden sich Nervenschaltkreise. Jedes *Neuron* – so die Fachbezeichnung für eine Nervenzelle – hat einen schwanzartigen Fortsatz, der als *Axon* bezeichnet wird und sich wie die Finger einer

Hand verzweigt. Darüber hinaus besitzt ein Neuron zahlreiche Anhängsel, die als Rezeptoren, also »Empfangsstellen«, für ankommende Signale dienen. Diese Rezeptor-Anhängsel werden *Dendriten* genannt. Jedes *Axon* einer Nervenzelle reicht nah an die *Dendriten* eines anderen *Neurons* heran, ohne sie jedoch zu berühren. Zwischen ihnen bestehen winzige Zwischenräume. In diesen als *Synapsen* bezeichneten Räumen findet die eigentliche Informationsübertragung des Gehirns statt. Wird eine Nervenzelle durch einen Reiz in einen Erregungszustand versetzt, sendet sie einen elektrischen Impuls aus, der zum *Axon* geleitet wird und dort bis zum Ende, also bis zur *Synapse*, weiterläuft. Normalerweise wäre hier die Reise des elektrischen Impulses beendet, da ja ein Zwischenraum das Axon von anderen Nervenbahnen trennt. Allerdings existieren in diesem synaptischen Spalt sogenannte *Neurotransmitter* – die übrigens auch im Nervensystem des Darms eine Rolle spielen. Es handelt sich hier um spezielle chemische Botenstoffe, die den

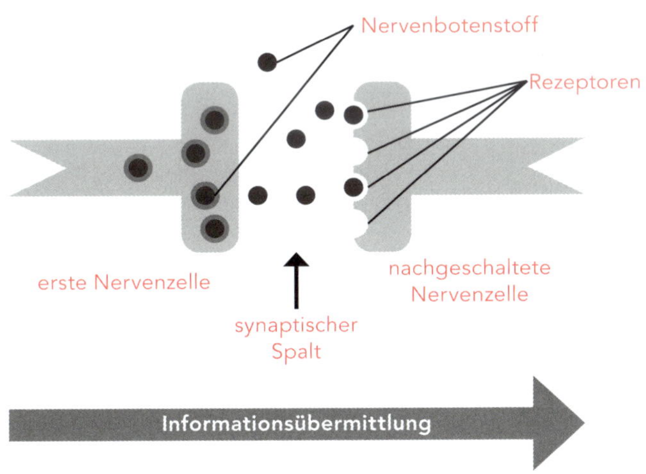

Die Reizweiterleitung von einer Nervenzelle zur nächsten läuft über den synaptischen Spalt, wo Neurotransmitter für die Reizübertragung sorgen.

Spalt überbrücken und so das Signal zur nächsten Nervenzelle weiterleiten können. Man kann sie sich wie kleine Fährschiffe vorstellen, die den Impuls auf der einen Seite des synaptischen Spalts abholen und auf die andere Seite transportieren. Eine einzige Nervenzelle vermag bis zu 10 000 Synapsen auszubilden. Und je aktiver wir sind, je mehr wir lernen und unser Gehirn benutzen, desto größer wird die Zahl solcher Schaltstellen und desto dichter ist das neuronale Netzwerk geknüpft.

NEUROTRANSMITTER: KLEINE MOLEKÜLE – GROSSE WIRKUNG

Nerven und Gehirn stehen mit dem Immunsystem, dem Stoffwechsel sowie allen anderen Systemen und somit dem Darmsystem unseres Organismus über ganz komplexe »Kommunikationsmechanismen« in ständigem Austausch. Die Neurotransmitter haben bei dieser Kommunikation Schlüsselfunktionen. Ohne diese Botenstoffe könnte unser Gehirn überhaupt nicht arbeiten, es kämen keine Nervenleitungen zustande – und damit wären wir weder fähig, Gedanken zu entwickeln, noch Gefühle zu empfinden oder Bewegungen auszuführen. Neurotransmitter wie beispielsweise *Acetylcholin*, *Dopamin*, *Adrenalin*, *Noradrenalin* und *Serotonin* werden in den Nervenzellen selbst gebildet, sodass an den *Synapsen* die biochemischen Brücken entstehen und die Nerven miteinander in Verbindung treten können. Über diese Art der Kommunikation werden dann viele andere Funktionsbereiche des Körpers aktiviert. An den Schnittstellen vom Gehirn zum Hormonsystem finden beispielsweise komplexe Steuerungsvorgänge statt, die durch Nervenimpulse ausgelöst werden. Auch sämtliche Organe wie der Darm, alle Gefäßbahnen sowie die Körperabwehr sind über Verbindungseinheiten wie etwa das vegetative Nervensystem – bestehend aus dem sogenannten Sympathikus und dem Parasympathikus (mehr dazu siehe Seite 58ff.) – untrennbar an die neuronale Tätigkeit im Gehirn gekoppelt und damit zu einer festen Funktionseinheit zusammengefügt.

KLEINE »GEHIRNE« IN DEN ORGANEN

Seit einiger Zeit weiß die Wissenschaft, dass Organe, beispielsweise der Darm oder auch das Herz, selbst über zigtausend Neuronen verfügen, die so etwas wie ein kleines »Organgehirn« darstellen. Diese Mini-Gehirne, so schrieb der verstorbene Neurowissenschaftler Prof. Dr. David Servan-Schreiber in dem Buch *Die Neue Medizin* der *Emotionen,* können ihrerseits Informationen aufnehmen, Wahrnehmungen verarbeiten und sogar Erinnerungen speichern.

Und sie sind eng mit dem limbischen System verknüpft, dem Areal in der Mitte unseres Gehirns, das für die Emotionen zuständig ist. Mit der Beziehung zwischen den kleinen Organgehirnen und dem Emotionszentrum im Kopf lässt sich erklären, warum wir auch mit dem Bauch und dem Herzen »fühlen« können, was der Volksmund ausdrückt mit Worten wie »Mir wird leicht ums Herz« oder »Mir läuft die Galle über«. Wer lernt, auf die Signale, die die Organe senden, zu achten, also deren »Sprache« zu verstehen, kann seine Gefühle besser kontrollieren.

Und umgekehrt: Wenn man über ausreichend emotionale Intelligenz verfügt, mit seinen Gefühlen also geordnet umzugehen vermag, wirkt sich das auch positiv auf die Organe aus, die dann harmonisch und ausgeglichen funktionieren. Wie sehr Sie selbst es also in der Hand haben, auch Ihre Darmfunktionen und damit Schlüsselfunktionen Ihrer Gesundheit über die Seele mit zu steuern, wird sich Ihnen an vielen Stellen dieses Buches noch weiter offenbaren.

AUSWIRKUNGEN DER BEIDEN HAUPTAKTEURE UNSERES VEGETATIVEN NERVENSYSTEMS

	SAMPATHIKUS	PARASYMPATHIKUS
AUGEN	Pupillenerweiterung	Pupillenverengung
MUND	Speicheldrüsenhemmung	Speicheldrüsenaktivierung
HAUT	Schweißdrüsenaktivierung	Keine Wirkung
LUNGE	Erweiterung der Luftwege	Verengung der Luftwege
HERZ	Frequenzbeschleunigung	Frequenzverlangsamung
MAGEN	Hemmung der Magensaft-sekretion	Aktivierung der Magensaft-sekretion
LEBER	Ausschüttung von Glykogen ins Blut	Speicherung von Glukose in Form von Glykogen
DARM	Hemmung des Verdauungs-prozesses	Aktivierung des Verdauungs-prozesses
BAUCH-SPEICHEL-DRÜSE	Verminderung von Sekretion von Verdauungsenzymen	Erhöhung der Sekretion von Verdauungsenzymen
NIEREN	Hemmung der Urinbildung	Förderung der Urinbildung
HARN-BLASE	Hemmung der Blasenent-leerung	Aktivierung der Blasenent-leerung
ENDDARM	Kontraktion des Enddarms	Entspannung des Enddarms

SYMPATHIKUS UND PARASYMPATHIKUS – DIE ZWEI GROSSEN SPIELER DES VEGETATIVEN NERVENSYSTEMS

Eine Schlüsselrolle in der Wechselwirkung zwischen dem Emotionszentrum im Gehirn und den Organen spielt das sogenannte *vegetative Nervensystem*. Es entzieht sich unserem Willen und damit der bewussten Beeinflussung. Das vegetative Nervensystem besteht aus zwei großen Nervensträngen, die man sich wie mächtige Datenautobahnen vorstellen kann: dem *Sympathikus* und dem *Parasympathikus*. Auf diesen Autobahnen werden fortlaufend Impulse aus dem Gehirn zu den Körperorganen und wieder zurück gesendet. Dabei fungiert der *Sympathikus* als eine Art Beschleuniger: Mit der Freisetzung der Hormone *Adrenalin* und *Noradrenalin* aktiviert er das Organgewebe, erweitert beispielsweise die Atemwege, beschleunigt den Herzschlag und treibt den Blutdruck nach oben. Diese *Sympathikus*-Reaktion wird in der Natur benötigt, um Kampf- und Fluchtverhalten auszulösen und Menschen und Tieren Rettung aus Gefahrensituationen zu ermöglichen. Aber auch in alltäglichen Stresssituationen, etwa einer Auseinandersetzung mit dem Chef, einem drängelnden Autofahrer auf der Straße, einem Brief vom Finanzamt mit Ankündigung der Steuerprüfung, spielt das »Beschleuniger-System« des *Sympathikus* eine große Rolle.

Der *Parasympathikus* nun ist quasi der Gegenspieler des Sympathikus und stellt für den Organismus so etwas wie eine Bremse dar. Er sorgt für Entspannung und Ausgleich, sein Botenstoff *Acetylcholin* senkt die Herzfrequenz und damit den Puls, verengt die Atemwege und steigert die Bewegung des Darms, was einer Verdauung in Ruhe entspricht.

Unter normalen Bedingungen besteht eine Ausgewogenheit zwischen ihren Aktivitäten, Sympathikus und Parasympathikus halten sich die Waage und reagieren angemessen auf die Signale, die von außen kommen. Ein Reh hat so beispielsweise die Möglichkeit, kraft seines Sympathikus in Habachtstellung zu sein, wenn es Gefahr wittert, und nötigenfalls rasch die Flucht zu ergreifen, um dann wieder – parasympathisch gesteuert – ruhig und gelassen der Futtersuche nachzugehen, wenn es keine Warnsignale mehr wahrnimmt. Bei den meisten anderen Säugetieren funktioniert dieses »Anspannungs-Entspannungs-System« noch perfekt.

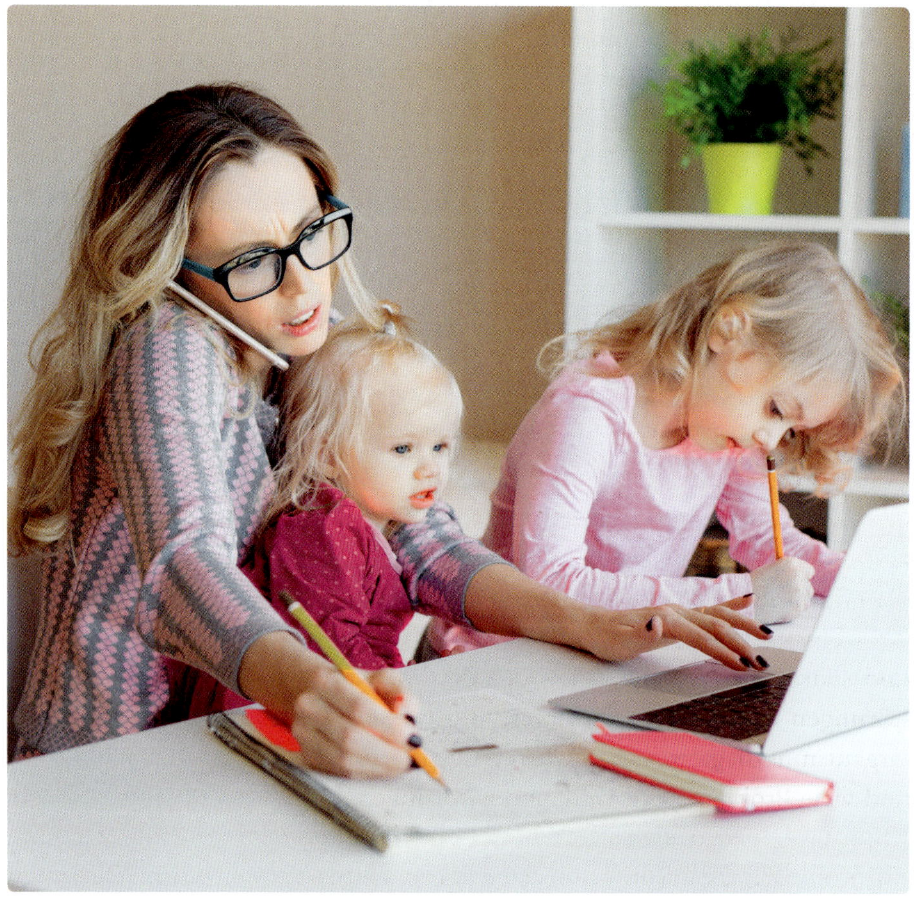

In Stresssituationen wird autmatisch der Sympathikus aktiv und treibt unseren Puls und unsere Atmung hoch.

DAUERSTRESS UND SEINE FOLGEN

Vielen Artgenossen unserer Gattung Mensch jedoch macht eine Unausgewogenheit der vegetativen Steuerungsfunktionen zunehmend zu schaffen, wobei die Aktivität des *Sympathikus* über die Maßen gesteigert ist und der *Parasympathikus* keinen Ausgleich mehr zu bringen vermag. Woran liegt das? Wissenschaftler aus der Stressforschung machen vor allem die Lebensbedingungen unserer modernen Industrie- und Kommunikationsgesellschaft dafür verantwortlich – Hektik, Leistungsdruck, Konkurrenzdenken, Reizüberflutung, Überlastung, Einsamkeit, zu wenig Harmonie in den zwischenmenschlichen Beziehungen, dafür zu viele Konflikte, immer weniger Geborgenheit in Familie und Partnerschaft, immer mehr Unsicherheit und Angst. Hinzu gesellt sich noch eine Stress auslösende Enge in U-Bahnen, auf den Straßen und in Wohnsiedlungen. Das alles wirkt sich auf die vegetative Steuerung in unserem Organismus ungefähr so aus, als würde man ständig auf dem Gaspedal stehen. Der Körper ist quasi in Daueralarmbereitschaft, auf Kampf oder Flucht programmiert.

Das wirklich Gefährliche an der vegetativen Fehlregulation ist, dass es keine »Entwarnung« mehr gibt; das kann im schlimmsten Fall zum völligen Zusammenbruch führen, was sich in bedrohlichen Krankheitsprozessen wie dem Burn-out-Syndrom offenbart. Doch schon früher zeigen sich die Folgen des vegetativen Ungleichgewichts, zum Beispiel wenn hohe Adrenalinspiegel und ständige Anspannung zu Gefäßverkrampfungen und Durchblutungsstörungen führen. Die schlechtere Blutversorgung wirkt sich im gesamten Organismus negativ aus, sie kann Organe und Immunsystem schwächen und viele Probleme wie Verdauungsstörungen, Migräne, Rückenschmerzen, Rheuma, Allergien, eine erhöhte Infektanfälligkeit oder sogar die Entstehung von Krebserkrankungen nach sich ziehen. Wie empfindlich unser Darm auf negativen Stress reagiert, werden Sie in einem der nächsten Kapitel noch ausführlich erfahren.

SPECIAL: IST DER DARM SITZ DER SEELE?

Diese Frage wirkt zunächst provokant. Das, was uns Menschen zu unverwechselbaren Individuen mit ganz eigener Gefühls- und Erlebniswelt, mit eigenen Geschichten und Biografien macht, soll sich in den Windungen und Krümmungen des Gedärms befinden?

Werfen wir zunächst einen kurzen Blick auf den Begriff der Seele, die auch als *Psyche* bezeichnet wird. Das griechische Wort *psyche* heißt übersetzt »Hauch« oder »Atem« und steht mit dem Verb *psychea* = »atmen, blasen« in Verbindung.

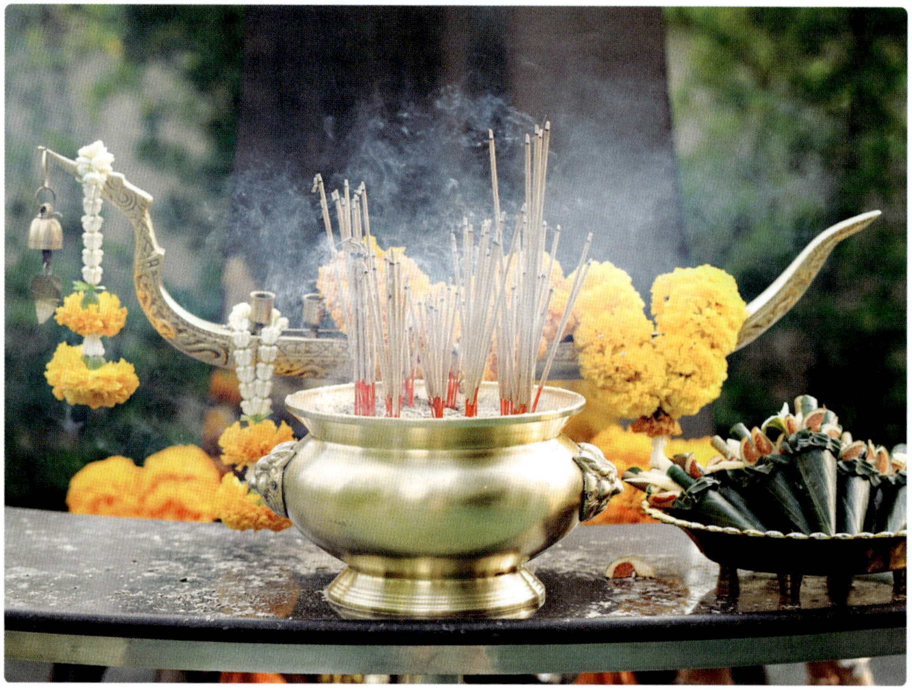

In vielen Kulturen werden die Seelen der Verstorbenen in besonderer Weise verehrt.

Der deutsche Begriff »Seele« stammt etymologisch aus dem Urgermanischen. Dort gab es das Wort *saiwalo*, das sehr wahrscheinlich mit *saiwaz* = »See« zusammenhängt. Es ist zwar nicht belegt, doch möglicherweise hat diese Bezeichnung damit zu tun, dass die alten Germanen glaubten, die Seele würde sich vor der Geburt und nach dem Tod in Seen aufhalten.

AUF DEN SPUREN UNSERER SEELE

Was ist die Seele? Wo kommt sie her, wie gelangt sie in unseren Körper und wo findet man sie dort? Diese Frage ist wahrscheinlich so alt wie die Menschheitsgeschichte selbst. In allen großen Kulturen, allen großen Weltreligionen nimmt die Seele einen ganz zentralen Platz ein. Tausende von Mythen, Ideen, Anschauungen und ganzen Philosophien ranken sich um sie, die Rätselhafte, die Unfassbare und Unbegreifbare. Ist sie sterblich oder unsterblich? Hat sie eine stoffliche Qualität oder gehört sie in die Sphäre des Immateriellen? Kann sie wandern und zu verschiedenen Zeiten, in verschiedenen Epochen auf die Erde kommen und wieder gehen? Ist sie es, die uns Menschen repräsentiert mit unseren Gedanken, Hoffnungen, Wünschen, Sehnsüchten, Träumen? Die unser Wesen ausmacht, unseren Charakter prägt, unseren Intellekt beflügelt und unsere Handlungen lenkt?

Im alten Ägypten wurde die Seele als »Odem« oder »Lufthauch« bezeichnet und so – genau wie bei den Griechen – mit dem Atem in Verbindung gebracht. Offensichtlich schien das Ein- und Ausatmen den alten Völkern am besten geeignet, die Psyche als den Inbegriff des Lebenden und Lebendigen zu verkörpern. Auch in Indien und China war die Seele eng verknüpft mit dem Lebendigsein. So gab es in Indien eine »Vitalseele«, die Leben überhaupt erst möglich macht; im alten China unterschied man eine »Körperseele«, die für physische Vorgänge wie Bewegung zuständig ist, von der »Hauchseele«, die unseren Intellekt prägt und uns Bewusstsein gibt.

GROSSE GEISTER AUF DER SUCHE NACH DER SEELE

Die großen Philosophen der griechischen Antike gingen leidenschaftlich der Frage nach, aus welcher Substanz die Seele denn bestehen, wo sie ihren Platz haben und wie man sie erfassen könnte. Heraklit (circa 540–483 v. Chr.) beispielsweise war überzeugt, dass die Seele stofflich sein müsse und in zwei unterschiedlichen Zuständen vorkomme, einem wässrigen und einem trockenen. Sokrates (469–399 v. Chr.) ordnete der *Psyche* vielmehr geistige Qualitäten zu und brachte sie vor allem damit in Verbindung, dass sie den Menschen zur Vernunft und zur Wahrheit befähige. Sein Schüler Platon (427–347 v. Chr.) sah in der *Psyche* ebenfalls ein rein immaterielles Prinzip. Außerdem war die Seele für ihn unsterblich, seiner Ansicht nach traf sie nur vorübergehend mit dem Körper zusammen, um ihn nach dem Tod wieder zu verlassen, nicht aber, um mit ihm eine Einheit zu bilden. Die Fähigkeit zur ewigen Existenz und zur Wanderung ließ die Seele in Platons Augen sehr in die Nähe des Göttlichen rücken. Aristoteles (384–322 v. Chr.) übernahm Platons Ansichten nicht. In seinem philosophischen Werk *Über die Seele*, lateinisch *De anima* (lateinisch *anima* = »Seele«) beschrieb er Psyche und Körper als eine Einheit, den Sitz der Seele lokalisierte er im Herzen. Ganz anders der bedeutende Medizingelehrte der griechischen Antike, Hippokrates (460–370 v. Chr.): Er mutmaßte als einer der Ersten, dass die Seele irgendetwas mit dem Gehirn zu tun, folglich ihr Zuhause im Kopf des Menschen haben müsse.

DER ANTEIL DES DARMS

Und seit Neuerem kommt auch der Darm als Hotspot für den Sitz der Seele ins Spiel. Vor allem die sensationellen Erforschungen zum Darmmikrobiom, das Sie nun schon ein wenig kennengelernt haben, beflügeln die Forscher, dem Verdauungsorgan eine zentrale Aufgabe bei der Heilung von Ängsten, Depressionen, Unruhe und anderen psychischen Problemen einzuräumen.

Wie sehr tatsächlich Entzündungen im Darm Einfluss auf die Seele nehmen und sogar Ängste und Depressionen begünstigen können, werden Sie noch sehen. Aber so weit zu gehen, dem Darm dem Sitz für die Seele zuzusprechen? Nun, der Volksmund ist weise und bringt viele alte Erkenntnisse in kurzen, knappen Worten auf den Punkt. Die »Bauchgefühle« gehören dazu genauso wie der Ausdruck »aus dem Bauch heraus handeln«. Wenn nicht die ganze Seele, so müssen doch gewichtige Teile von ihr, nämlich das Gefühl, die Intuition, das unbewusste Empfinden und das Einschätzen von Situationen im Darm beheimatet sein. »Wir denken und entscheiden immer noch mit unserem Gehirn!«, lässt *Focus online* den Tübinger Darm-Experten Prof. Dr. Paul Enck sagen. Andererseits, resümiert *Focus online*, kämen Forscher dem Zusammenspiel von Bauchhirn und Kopf immer besser auf die Spur. »Möglicherweise bilden auch unbewusste Empfindungen aus dem Darmhirn eine Art Gefühlsteppich, der uns bei Entscheidungen beeinflusst«, so Paul Enck.

Ob stofflich oder nicht stofflich, im Herzen, im Darm oder im Gehirn, als Ausdruck des Atems oder einer anderen Lebensenergie: Bis zum heutigen Tage sind alle Gedanken und Konzepte zur Seele rein spekulativ. Auch berühmte Gelehrte der jüngeren Zeit wie Sigmund Freud (1856–1939) oder Carl Gustav Jung (1875–1961) widmeten zwar ihr ganzes Leben der Erforschung der Psyche, doch was sie wirklich ist, blieb ihnen genauso verborgen wie den nachfolgenden Generationen an Psychologen, Philosophen, Theologen oder Naturwissenschaftlern. Und mit Sicherheit wird es noch viele Jahre – vielleicht Hunderte oder gar Tausende – dauern, bis die Seele ihr Geheimnis preisgibt. Vielleicht erfährt es die Menschheit aber auch nie …

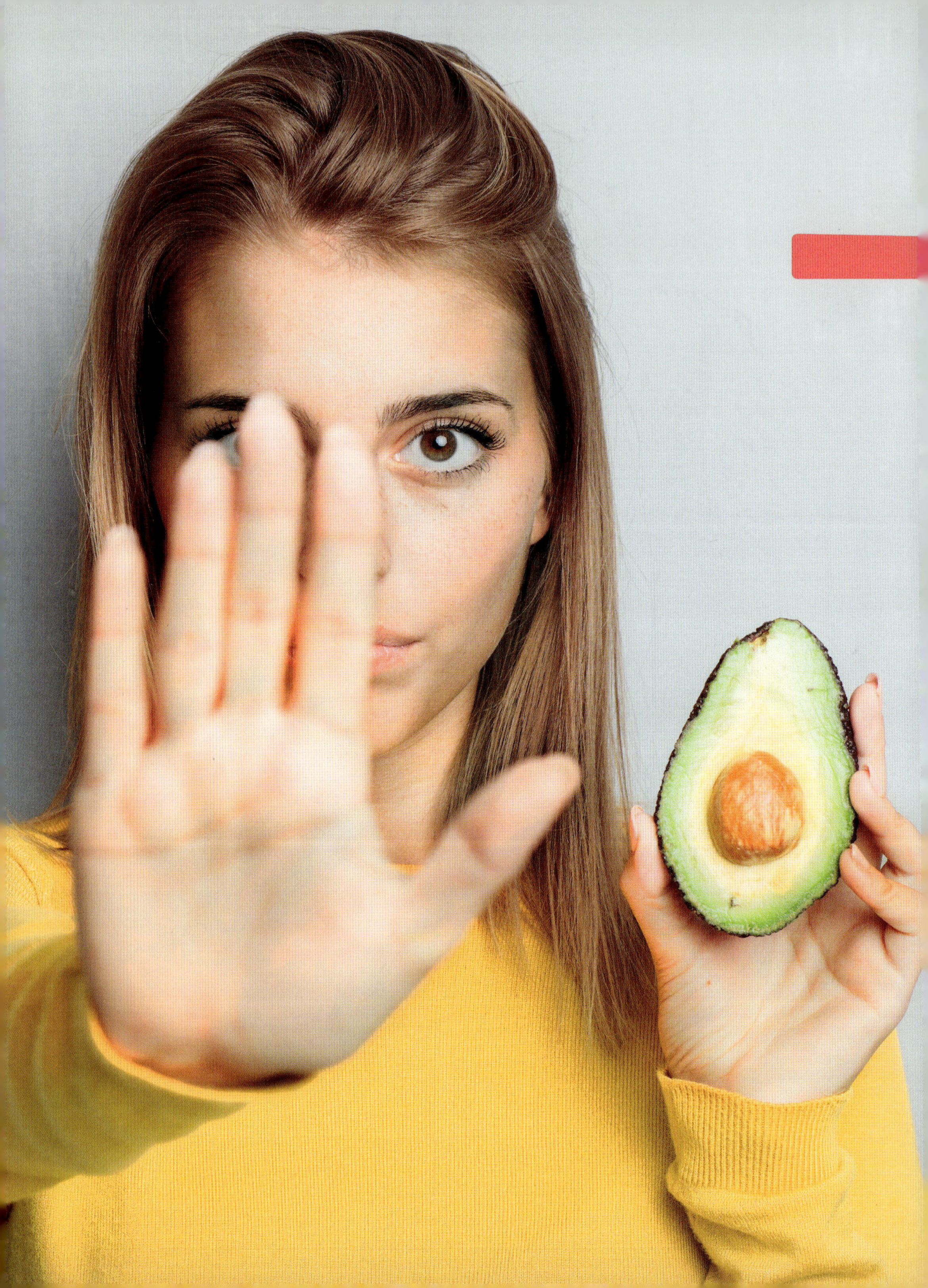

Kapitel 4

NICHT MIT UNS! VOM KAMPFGEIST UNSERER ABWEHR-ARMADA

Sie sind wild entschlossen, alles Schädliche von uns abzuwenden, allzeit kampfesbereit und mutig genug, niemals einen Rückzug anzutreten oder gar aufzugeben: Das ist unsere Truppe des Immunsystems – mit Wohnsitz zu 80 Prozent im Darm.

ALLZEIT BEREIT ZUR VERTEIDIGUNG DER GESUNDHEIT

Vor allem Eltern von Kindergarten- oder Schulkindern können ein Lied davon singen: Wenn eines der Kids sich in der Kindergartengruppe oder in der Schulklasse einen grippalen Infekt zuzieht, erwischt es mindestens die Hälfte der anderen ebenfalls und meist auch das eigene Kind. Manche bleiben aber verschont; während die Kameraden schniefen und husten, sind sie putzmunter und völlig gesund. Ihr Immunsystem funktioniert offensichtlich besonders gut und vermag die Schnupfenviren in Schach zu halten. Das Immunsystem (lateinisch *immunis* = etwa »unberührt« oder »rein«), dieses gigantische, für uns kaum vorstellbare Netzwerk aus Molekülen, Stoffen und Zellen, kommt eher unscheinbar daher: Würde man es zusammenlegen, wäre es nicht viel größer als eine Pampelmuse. Wir können es weder sehen und hören, weder riechen noch schmecken. Trotzdem ist es im Körper allgegenwärtig, unermüdlich im Einsatz und leistet im Verborgenen Großartiges.

DIE MÄCHTIGSTE SCHUTZPATROUILLE DER WELT

Am besten lässt sich das Immunsystem mit dem Militär vergleichen, denn so ähnlich wie die Aufgaben der Soldaten in einem Heer sind auch die Aufaben des Immunsystems im Körper: Es muss den Organismus vor Angreifern von außen verteidigen, gefährliche Eindringlinge – Krankheitserreger wie Bakterien, Viren, Pilze, Parasiten – niederkämpfen und zu jeder Stunde in jedem Winkel des Körpers Wache halten und kontrollieren, ob alles in Ordnung ist. An allen Fronten sind die Gesundheitssoldaten tätig, und das mit einem Milliardentrupp. Dort, wo sich Körperöffnungen als günstige Eintrittspforten und die Grenzlinien des Körpers nach außen befinden – zum Beispiel auf der Haut und im Verdauungstrakt –, sind sie besonders wachsam, denn von hier aus gelangen die meisten »ungebetenen Gäste« in den Körper, hier drohen die meisten Gefahren.

Forscher erhalten heute immer tiefere Einblicke in die Funktionsweise unseres Immunsystems, dieses machtvollen Regelwerks. Und mit jeder Studie wird klarer, dass unsere Körperabwehr als hochkooperatives System arbeitet und eingebettet ist in ein gewaltiges Netzwerk, dem auch Stoffwechsel, Nervensystem, Kreislauf und die Organe, vor allem der Darm, angehören.

STARKE HELFER GEGEN KREBS, INFEKTIONEN & CO.

Ausgesprochen faszinierend ist die Fähigkeit des Immunsystems, zwischen »eigen« und »fremd«, zwischen »Freund« und »Feind« zu unterscheiden. Möglich wird dies, indem das Immunsystem ständig die chemischen Markierungen an den Oberflächen jedes Moleküls und jeder Zelle kontrolliert. So vermag es ohne Probleme zu erkennen, ob eine Substanz unbekannt ist oder es sich um körpereigenes Gewebe handelt, was im Allgemeinen von der Abwehr akzeptiert wird. Dieser Mechanismus der exakten Differenzierung funktioniert bei kleinsten Organismen und deren Bruchstücken wie bei wenigen Nanometer großen Viruspartikeln, aber auch bei Krebszellen, die sich vom körpereigenen Gewebe manchmal nur durch ein oder zwei auffällige Merkmale unterscheiden. Sind Fremdlinge identifiziert, folgt der Angriff: Viren, Bakterien und Pilzen wird der Garaus gemacht, entarteten Zellen ebenfalls, sie werden in den Selbstmord (*Apoptose*) getrieben und sterben ab. Aber auch transplantiertes Fremdgewebe wie zum Beispiel eine gespendete Niere oder Knochenmark erhält eine Kampfansage – ein Effekt, den die Transplantationsmedizin als Abstoßungsreaktion kennt und mit immununterdrückenden Medikamenten zu verhindern sucht. Doch aus welchen Immunzellen und Molekülen setzt sich die Körperabwehr zusammen und wie kooperieren diese miteinander? Im Folgenden wollen wir Ihnen dazu einen kurzen Überblick geben.

DIE DREI GROSSEN VERTEIDIGUNGSSYSTEME UNSERER KÖRPERABWEHR

Wie die perfekt organisierten Truppeneinheiten eines Heeres, so ist auch das Immunsystem entsprechend seiner diversen Aufgaben bestens aufgestellt. So gibt es im körperlichen Abwehrsystem verschiedene »Spezialisten«, die gemäß ihren besonderen Fähigkeiten in speziellen Bereichen des Körpers tätig sind. Dabei lassen sich im Prinzip drei große »Verteidigungssysteme« unterscheiden:

1. die mechanischen und chemischen Schutzbarrieren der Körperhülle, vor allem zum Beispiel der Darm;

2. die erste Verteidigungslinie des Immunsystems mit
   Fresszellen,
   Killerzellen,
   Detektorstoffen (Komplementsystem);

3. die zweite Verteidigungslinie des Immunsystems mit
   Lymphozyten,
   Antikörpern,
   Gedächtniszellen.

DIE SCHUTZBARRIEREN DER KÖRPERHÜLLE

Haut und Schleimhäute, wie etwa die Schleimhaut des Darms, bilden die direkte Grenze des Körpers zu seiner äußeren Umgebung und haben somit ganz besondere Schutzfunktionen. Man kann sie am besten mit den hohen Mauern einer mittelalterlichen Burg und dem dazugehörigen Burggraben vergleichen, die es feindlichen Kriegern sehr schwer oder gar völlig unmöglich machten, ins Innere der Festung einzudringen. Dieser erste Schutzwall des Körpers befindet sich …

- auf der Haut,
- in den Augen,
- im Nasen-Rachen-Raum,
- in den Bronchien,
- im Magen,
- im Darm,
- in der Harnröhre und
- in der Scheide.

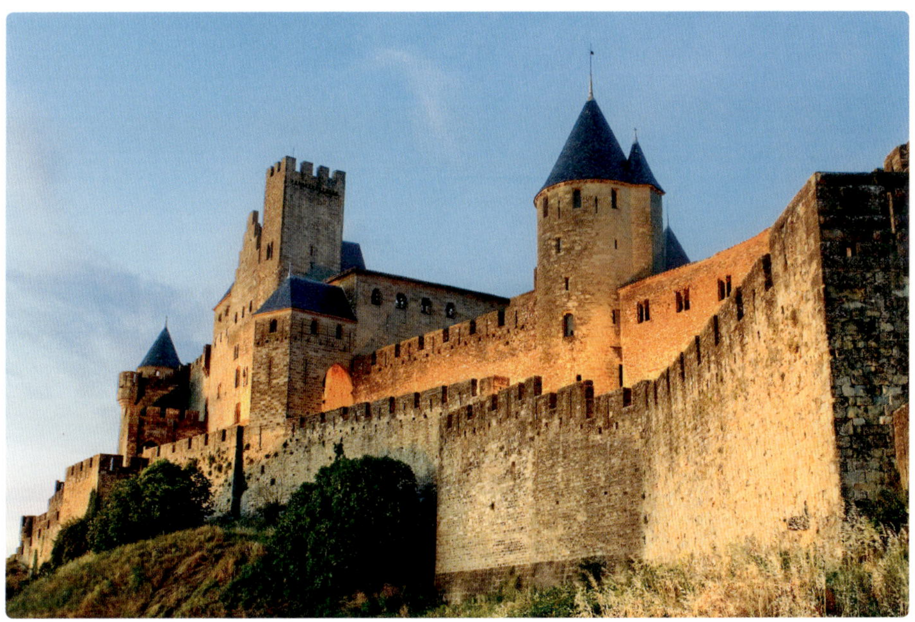

Ähnlich wie eine Mauer soll die mechanische Schutzbarriere der Haut Fremdes und Gefährliches vom Körper fernhalten.

Haut: Mit einer Fläche von eineinhalb bis zwei Quadratmetern und einem Gewicht von ungefähr 14 Kilogramm ist die Haut unser größtes Organ. Hätten Sie das gewusst? Ebenso überrascht die Bandbreite ihrer verschiedenen Funktionen: Mit ihren drei Schichten ist sie Schutzhülle für den Körper gegen die Umwelt, ein Kälte- und Hitzeschild, eine Barriere für Krankheitserreger, Schadstoffe und Strahlung und nicht zuletzt ein bedeutendes Sinnesorgan. Das »Immunsystem« der Haut sitzt teilweise in ihrer mittleren Schicht – der sogenannten Lederhaut –, in der sich auch Bindegewebs- und Sinneszellen befinden. Es besteht auch aus speziellen Bakterien, die den Säureschutzmantel der Haut bilden. Diese Keime benötigen ein saures Milieu, um richtig existieren zu können. Demnach liegt der pH-Wert der Haut zwischen 4 und 6. In diesem Säureschutzmantel befinden sich bestimmte Eiweißstoffe, die Krankheitserreger am Eindringen hindern oder sogar abtöten können. Der Säureschutzmantel ist ein kompliziert ausgeklügeltes System, das die Haut vor Schaden bewahren kann. Bakterien, Viren und Pilzsporen haben bei einem gesunden Säureschutzmantel keine Chance. Die Haut ist mithin sowieso das erste Bollwerk des Abwehrsystems. Ihr empfindliches Gleichgewicht von Mikroorganismen kann allerdings durch Krankheiten, vor allem aber durch falsche Pflege, übertriebene Hygiene und Desinfektionsmittel gestört werden.

Augen: Das Abwehrsystem der Augen besteht aus der Tränenflüssigkeit. Tränen enthalten nämlich ein spezielles Enzym (eine eiweißspaltende Substanz) namens *Lysozym*. Dieses Enzym kann unter Umständen die Zellwände von Bakterien auflösen und sie auf diese Weise unschädlich machen. Gerät die Abwehr im Bereich der Augen aus den Fugen, zeigt sich das in einer eitrigen Bindehautentzündung, in der Fachsprache *Konjunktivitis* genannt. Bei dieser äußerst ansteckenden Krankheit wird die feine Schleimhaut im äußeren Bereich der Augenhöhle von Bakterien befallen, die die typischen Symptome der Rötung, des vermehrten Tränenflusses, des Brennens und Juckens auslösen.

Nasen-Rachen-Raum: Die Schleimhaut in den oberen Luftwegen produziert beständig einen feinen, enzymhaltigen Film, der Krankheitserreger, Staubpartikel und andere winzige Fremdkörper abzuhalten vermag. Trocknet die Schleimhaut aus, zum Beispiel durch zu niedrige Luftfeuchtigkeit in der Heizperiode, oder enthält der Schleim zu wenig Abwehrstoffe *(Immunglobulin A)*, erlahmen ihre Abwehrfunktionen und Krankheitserreger wie etwa die weitverbreiteten Schnupfenviren haben leichtes Spiel. Weitere kleine »Abwehrfabriken« im Bereich der oberen Atemwege und des Mundbereiches sind die Rachen- und Gaumenmandeln. Diese *Tonsillen (Tonsilla pharyngea und Tonsilla palatina)* – so der medizinische Fachausdruck – bestehen aus lymphatischem Gewebe und haben die Aufgabe, Krankheitser-

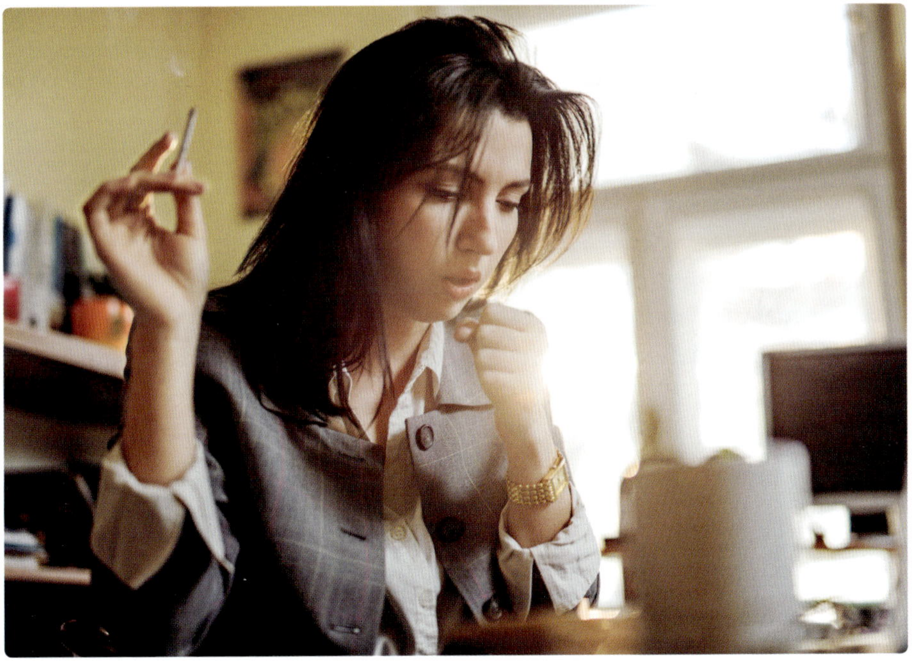

Chronischer Husten, wie er bei Rauchern gehäuft auftritt, zeigt an, dass die körpereigene Abwehrschicht der Atemwege beeinträchtigt ist.

reger abzufangen, die über Mund und Nase in den Organismus gelangen. Aufgrund der vielen Infekte, die insbesondere Kleinkinder in den ersten Lebensjahren durchmachen, sind die Mandeln oft sehr belastet – sie beginnen zu wuchern, häufig kommt es auch zu chronischen Entzündungen. Deshalb müssen manchmal vergrößerte Rachenmandeln – im Volksmund als *Polypen* bekannt – operativ entfernt werden, wenn sie die Atmung zu sehr behindern. Eine chirurgische Therapie empfehlen Kinderärzte ebenfalls bei entzündeten Gaumenmandeln, die sehr oft vereitert sind und das Kind in seinem Befinden stark beeinträchtigen.

Bronchien: Dieser Bereich der Atemwege enthält viel keimabtötende Immuneiweiße im Schleim und ist mit feinen Flimmerhärchen ausgekleidet, die fortlaufend Fremdstoffe abtransportieren und so eine Reinigung bewirken. Wird dieses Flimmerepithel nachhaltig geschädigt – etwa durch Inhalation von Zigarettenrauch –, erlischt seine Regenerationsfähigkeit und Entzündungen können sich ausbreiten, was sich unter anderem mit dem typischen Symptom eines chronischen Hustens zeigt.

Magen: Das wichtige Verdauungsorgan besitzt einen besonders kraftvollen und aggressiven Abwehrmechanismus: die Salzsäure. Diese Säure hat die Aufgabe, die in den Magen gelangten Speisen aufzulösen, damit sie im Darm der weiteren Verdauung zugeführt werden können. Sie kann aber auch schädliche Mikroorganismen zerstören, die in den Verdauungstrakt eingedrungen sind. Zudem befindet sich im Mageninneren eine große Zahl an Enzymen, die ihrerseits Krankheitserregern und anderen schädlichen Stoffen wirkungsvoll begegnen können.

Darm: Hier sind wir bei unserem eigentlichen Thema und einem zentralen Punkt des Immunsystems: Der etwa sieben Meter lange Verdauungsschlauch mit seiner riesigen Gesamtoberfläche hat im Bereich der örtlichen Immunabwehr einen ganz besonderen Status. Sein spezieller Wachposten ist die Darmflora oder besser das *Mikrobiom*, ein Netzwerk aus verschiedensten Abwehrmolekülen und -zellen sowie den Darmbakterien, die wie eine Art Tapete die gesamte Darmoberfläche auskleiden und schützen. Dabei handelt es sich – wie Sie wissen – keineswegs um Krankheitserreger, sondern diese Keime leben mit uns als intelligentes *Mikrobiom* in Symbiose und erfüllen nützliche Funktionen. Sie spalten zum Beispiel die Nahrungsreste auf, die von den Verdauungssäften nicht aufgeschlossen werden konnten. Vor allem aber bewahren sie den Darm vor dem Überhandnehmen anderer, »fremder« Mikroorganismen und halten so Krankheiten vom Körper fern. Der Darm und seine »Bakterienflora« beziehungsweise sein *Mikrobiom* stellen eine physiologische Einheit dar. Zusammen mit dem Gesamtorganismus funktioniert

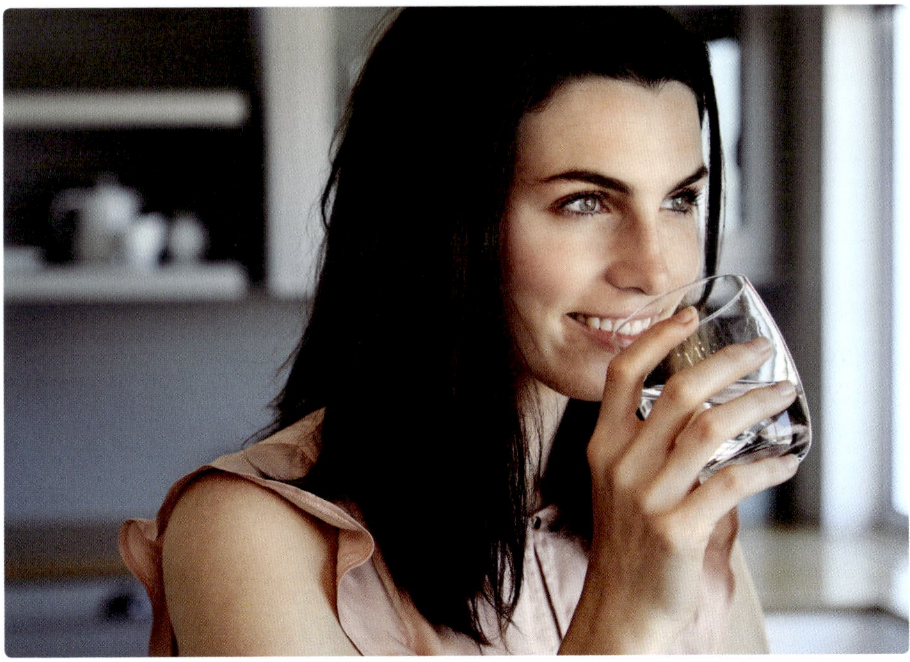

Großzügige Flüssigkeitszufuhr mit dem Begleiteffekt des »Durchspülens« ist eines der Mittel zur Bewältigung von Harnwegsinfekten.

es als ein ökologisches System, dessen Gleichgewicht für die Gesundheit von außerordentlicher Bedeutung ist. Es gibt jedoch Mechanismen, die diese Balance empfindlich stören können. Vor allem Medikamente wie Antibiotika, aber auch zu viel Zucker und Weißmehlprodukte bringen das Ökosystem in Unordnung. Da diese Substanzen einen Großteil der Bakterien abtöten und das Darmmilieu schädigen, verschiebt sich das Verhältnis der einzelnen Keimarten zueinander und es kommt zu einem verstärkten Wachstum von krank machenden Erregern wie zum Beispiel Pilzen, die vom *Mikrobiom* des Darms nicht mehr in Schach gehalten werden können. Sie werden in diesem Buch noch viel darüber lesen, welch dramatische Auswirkungen die Verschiebung des Bakterienmilieus in eine ungesunde Richtung auf das ortsständige Immunsystem hat.

Nicht nur die nützlichen Darmbakterien sorgen für eine reibungslose Verdauung und schützen den Körper vor Krankheitserregern, es befinden sich auch Unmengen von Immunzellen in den *Peyer'schen Plaques* der Darmschleimhaut. Das sind kleine Lymphknoten-Inseln, die die gesamte Darmschleimhaut durchziehen. Im Dünndarm kommen sie jedoch besonders konzentriert vor und bilden ein Immungeflecht von mehreren Zentimetern Länge. Die *Peyer'schen Plaques* stehen sozusagen an vorderster Front der Abwehr. Ähnlich wie die Rachen- und Gaumenmandeln in der Mundregion halten sie im Darm schädliche Eindringlinge in Schach.

Harnröhre: Die empfindliche Schleimhaut der Harnröhre hält Krankheitserreger und andere ungebetene Gäste durch einen einfachen, aber wirksamen Mechanismus fern: spülen, spülen, spülen. Der regelmäßige Fluss des Urins schwemmt Mikroorganismen aus Blase und Harnwegen und reinigt auf diese Weise die Schleimhautoberfläche mechanisch. Auf diesen Effekt bauen die Urologen, wenn sie ihren Patienten zur Behandlung eines Harnwegsinfekts empfehlen, viel zu trinken. Außerdem wirkt Urin selbst leicht desinfizierend und keimtötend.

Scheide: In der Vagina sind wichtige Bakterien angesiedelt, welche die gesunde Scheidenflora bilden. Es handelt sich vor allem um sogenannte Laktobazillen, die Milchsäure produzieren und damit für ein leicht saures Milieu sorgen, das krank machende Erreger wirksam abzuhalten vermag. Frauen sollten vor allem bei der Intimhygiene darauf achten, die empfindliche Vaginalflora nicht zu zerstören, beispielsweise durch aggressive Seifen oder Intimsprays. Besonders beim Toilettengang können auch Keime (Kolibakterien) bei falscher Reinigung aus dem Analbereich in Richtung Scheide gelangen und dort zu Problemen wie Entzündungen führen.

DIE ERSTE VERTEIDIGUNGSLINIE DES IMMUNSYSTEMS

Diese Abwehreinheit des Immunsystems wird auch als unspezifische oder angeborene Immunabwehr bezeichnet. Sie ist entwicklungsgeschichtlich sehr alt und existierte bereits vor vielen Millionen Jahren bei den einfachen Lebewesen. Während der Entwicklung zu immer komplexeren Organismen bis hin zum Menschen haben sich die Abwehrstrategien dieses angeborenen Immunsystems kaum verändert. Wissenschaftler gehen davon aus, dass 90 Prozent aller Infektionen von der angeborenen, unspezifischen Abwehr erfolgreich bekämpft werden. Wenn ein Baby im Mutterleib heranwächst, ist diese Form des Immunsystems schon voll einsatzfähig und aktiv. Seine Waffen hat das Ungeborene über die Nabelschnur aus dem mütterlichen Blut erhalten, das nicht nur Nährstoffe und Sauerstoff, sondern eben auch wichtige Immunzellen und Immunstoffe transportiert. Auf diese Weise ist das Baby schon in der Gebärmutter sowie als Neugeborenes gegen viele Krankheitserreger, die ihm Schaden zufügen könnten, bestens geschützt.

Im Folgenden lernen Sie die drei wichtigsten Waffen des angeborenen Immunsystems kennen.

Fresszellen: Der Fachbegriff für diese Abwehrtruppe lautet *Phagozyten*. Ihnen gehört die starke Waffeneinheit der sogenannten *Makrophagen* (große Fresszellen) an. Sie zählen zu den weißen Blutkörperchen, die dem Knochenmark entstammen, und funktionieren wie eine aktive körpereigene Säuberungsanlage. Überall im Körper patrouillieren sie – im Blut, in den Lymphbahnen, im Gewebe – und fressen alles, was sich ihnen in den Weg stellt und als körperfremd erkannt wird.

Die aufgenommenen *(phagozytierten)* Zellen – etwa Viren oder Bakterien – werden anschließend von den Fresszellen in Einzelteile zerlegt und anderen Immunzellen als Informationen über den Gegner, wie der Steckbrief eines polizeilich gesuchten Verbrechers, präsentiert, damit auch das übrige Immunsystem im Abwehrkampf Hilfe leisten kann.

Killerzellen: Die natürlichen Killerzellen gehören ebenso der angeborenen Immunabwehr an. Sie bilden eine Untergruppe der weißen Blutkörperchen und sind darauf spezialisiert, auffällige Zellen wie etwa Krebszellen oder von Viren befallene Zellen direkt, also ohne speziellen Einsatzbefehl, anzugreifen und zu töten. Wie aber erkennt die Killertruppe die krankhaft veränderten Zellen, ohne sie mit den gesunden des Körpers zu verwechseln? Möglich macht das ein spezielles Erkennungssystem, das auf die Oberfläche der infizierten oder entarteten Zellen gerichtet ist. Die Killerzellen besitzen sogenannte *Rezeptoren*, die man sich als eine Art Empfangsantennen vorstellen kann und die genau unterscheiden können, ob die Oberfläche der Zellen der einer gesunden Körperzelle entspricht oder ob die Signale von Tumorzellen beziehungsweise virusbefallenen Zellen produziert wurden. Auf diese Weise können sie sogar Zellen eliminieren, die sich mit besonderen Tarnmechanismen der Entdeckung durch andere Immunzellen entzogen hatten.

Detektorstoffe: Diese Substanzen bestehen aus Eiweiß (*Protein*) und gehören dem sogenannten Komplementsystem an. Der Ausdruck »Komplement«

(»komplementär« kommt aus dem Lateinischen und bedeutet »sich ergänzend«) wurde von dem berühmten Immunologen und Chemiker Paul Ehrlich (1854–1915) eingeführt. Er ging aufgrund seiner Untersuchungen davon aus, dass auf der Oberfläche von Immunzellen bestimmte *Rezeptoren* – also kleine Empfangsstellen – existieren, die fremde Substanzen erkennen können. Sie sammeln sozusagen Informationen über den Feind und produzieren dann gezielt Gegenstoffe, die als »Antikörper« (siehe weiter unten) bekannt sind. Man weiß, dass dem Komplementsystem mehr als 30 Proteine angehören, die teilweise an Immunzellen gebunden sind, aber auch im Blutplasma des Menschen frei herumschwimmen. Diese Eiweiße stehen sozusagen an vorderster Front des angeborenen Immunsystems, spüren die fremden Eindringlinge auf und aktivieren Immunzellen, die die Eindringlinge schließlich vernichten. Wissenschaftlichen Erkenntnissen zufolge können die Komplement-Eiweiße zu einem gewissen Teil sogar selbst feindliche Mikroorganismen zerstören. Sie sind demnach nicht nur »Spione« und »Agenten«, sondern betätigen sich selbst zuweilen auch als »Killer«.

DIE ZWEITE VERTEIDIGUNGSLINIE DES IMMUNSYSTEMS

Im Laufe von Jahrmillionen hat sich aus der angeborenen Immunabwehr ein weiteres Immunsystem entwickelt: die erworbene Immunabwehr. Diese Abwehreinheit unterscheidet sich dahingehend, dass sie zuerst gezielt ausgebildet werden muss, um dann aber auch ganz gezielt und spezifisch gegen Feinde vorzugehen. Eine Art der Ausbildung stellen zum Beispiel die Impfungen und Infekte dar. Es sind die sogenannten *Antigene* (Fremdstrukturen), gegen die diese Immunabwehr dann ihre gesamte Mannschaft mobil macht. Diese besteht aus drei wichtigen Gruppen:

Lymphozyten: Diese Immunzellen bilden eine Unterfraktion der weißen Blutkörperchen und reifen im Knochenmark heran. Dort sind sie noch unspezialisiert und haben keine besonderen Eigenschaften. Erst im Lauf der weiteren Entwicklung kommen ihnen besondere Aufgaben zu. Sie teilen sich nach der Reifungsphase in die Gruppe der *T-* und der *B-Lymphozyten*. Die T-Lymphozyten wandern vom Knochenmark zur *Thymusdrüse* (T steht für *Thymus*) – ein Organ, das hinter dem Brustbein liegt und Teil des lymphatischen Systems ist – und erhalten dort ihre speziellen »Qualifikationen«. So besteht ihre Hauptaufgabe darin, *Antigene* zu erkennen, die an die Oberfläche von Zellen gebunden sind, also nicht frei herumschwimmen. Sogenannte T-Helferzellen können zahlreiche Immunreaktionen aktivieren, die T-Suppressorzellen vermögen Immunreaktionen wieder abzubremsen.

Im Unterschied zu den T-Zellen, die auf die Erkennung zellgebundener Antigene ausgerichtet sind, können die B-Zellen auch auf Fremdstoffe reagieren, die sich in Flüssigkeiten befinden. Dazu haben sie die Eigenschaft, Antikörper – eine Art Markierungspfeile – zu bilden, damit den Feind zu markieren und das restliche Immunsystem ebenfalls zu aktivieren.

Antikörper: Die Abwehrmoleküle werden aus Eiweißen gebildet und in der medizinischen Fachsprache auch als *Immunglobuline* bezeichnet.

Jeder einzelne Antikörper ist ausschließlich gegen einen einzigen Fremdstoff (*Antigen*) gerichtet – wie bei einem Schlüssel-Schloss-Prinzip. Es gibt also nahezu unzählige verschiedene Antikörper.

Wenn Antikörper und *Antigen* eine Bindung eingehen, löst das verschiedene weitere Immunreaktionen aus: Die einfachste ist eine Blockade des *Antigens*. Wenn ein Antikörper sich an die Fremdsubstanz heftet, wird diese quasi festgesetzt, so wie eine Radsperre ein Auto am Wegfahren hindert. Antikörper können durch die *Antigen*-Bindung aber auch das Komplementsystem aktivieren oder *Makrophagen* stimulieren, die diese Keime dann in sich aufnehmen und verdauen.

Gedächtniszellen: Die »Memory-Zellen« sind zuständig für das immunologische Gedächtnis. Sie sorgen dafür, dass sich das Abwehrsystem an einen Feind erinnern kann, wenn er früher schon einmal im Körper geortet wurde. Die Gedächtniszellen sind hoch spezialisierte Immunzellen, die bei einem erneuten Kontakt mit einer Fremdsubstanz – einem *Antigen* – sofort aktiviert werden und binnen kürzester Zeit eine komplette Immunreaktion auslösen.

Die Gedächtniszellen ermöglichen über diesen Mechanismus auch den Schutz durch Impfungen, der meist über lange Zeit – teilweise über 70 Jahre – anhält.

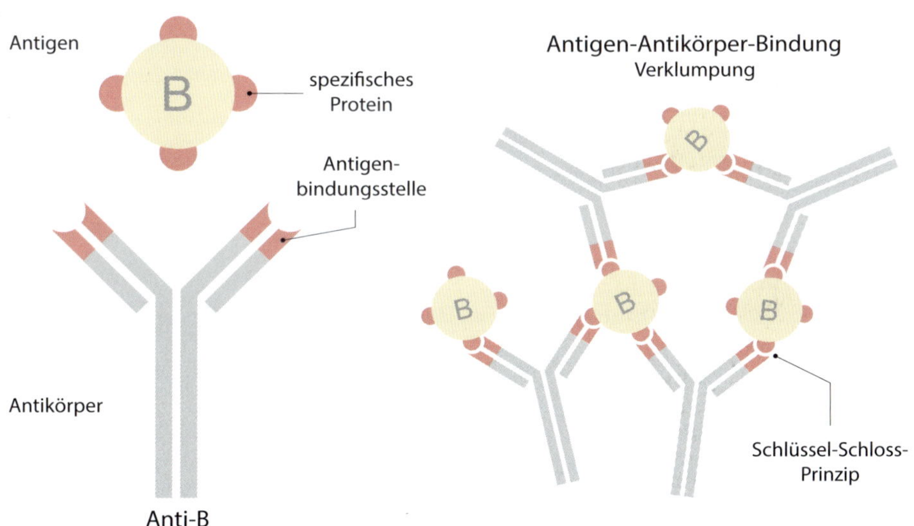

Die Antigen-Antikörperbindung funktioniert nach dem Schlüssel-Schloss-Prinzip und löst wichtige Immunreaktionen aus.

SCHWACHSTELLEN UNSERES IMMUNSYSTEMS

Wenn es gesund, harmonisch und gut geschult ist, meistert es seine Aufgabe hervorragend und schützt den Organismus mit seinen komplexen Abwehrstrategien, die Sie jetzt näher kennengelernt haben, vor vielfältigen Krankheiten und Störungen. Doch leider ist auch das Immunsystem – ebenso wie jedes andere komplizierte Netzwerk – nicht frei von Störungen. So gibt es einige Krankheiten, die auf eine fehlerhafte Funktion des Immunsystems, eine Schwäche oder – im schlimmsten Fall – sogar auf ein Versagen der Körperabwehr zurückzuführen sind, zum Beispiel Krebs, Autoimmunerkrankungen, Allergien, Rheuma und chronische entzündliche Darmerkrankungen. Dass genau diese Erkrankungen eng mit der Gesundheit oder Krankheit des Darms zusammenhängen, zeigen brandneue Studien, die die enge und hochsensible Verbindung zwischen dem Darm und dem Immunsystem aufzeigen und darstellen, wie dieses eigentlich unerschütterliche Bollwerk durch die Einflüsse einer Industriezivilisation zum Einsturz gebracht werden kann. Das ist die schlechte Nachricht.

ALLERGIE: DIE ABWEHR SPIELT VERRÜCKT

Eine Allergie ist im Grunde nichts anderes als eine Überreaktion des Immunsystems. Es betrachtet ungefährliche Stoffe wie Hausstaub, Tierhaare, Nahrungsmittel oder Pollen als Feinde, die es um jeden Preis abzuwehren gilt. Dafür setzt die Körperabwehr spezielle Waffen ein. Bei Allergieformen wie dem Heuschnupfen beispielsweise spielt ein bestimmter Antikörper eine wichtige Rolle, das *Immunglobulin E*. Dieses Abwehrgeschütz des Immunsystems heftet sich zum Beispiel an Pollen und versucht, sie zu markieren und zu vernichten. Dabei werden massenhaft Entzündungsstoffe wie das *Histamin* freigesetzt, und diese rufen die typischen allergischen Symptome wie Schwellung, Juckreiz und Schleimbildung hervor. Charakteristisch für Allergien ist, dass sie immer wieder auftreten: Ist der Organismus nämlich einmal auf ein *Allergen*, also auf einen Allergie auslösenden Stoff, »aufmerksam« geworden, dann reagiert er bei jedem weiteren Kontakt mit Krankheitserscheinungen. Dabei spielt es keine Rolle, in welcher Menge der Allergie auslösende Stoff vorhanden ist, es genügen schon Spuren, um Husten, Asthma, Fließschnupfen, Niesen, tränende Augen oder Hautstörungen zu verursachen.

ZUCKERKRANKHEIT UND RHEUMA: ATTACKE GEGEN DEN EIGENEN KÖRPER

Dem Typ-1-Diabetes liegt eine sogenannte Autoimmunerkrankung zugrunde. Bei dieser Form der Zuckerkrankheit, die vornehmlich Kinder, Jugendliche und junge Erwachsene trifft, greift das Immunsystem irrtümlich »gutes«, »nicht feindliches« körpereigenes Gewebe an. Es attackiert die Bauchspeicheldrüse und zerstört dort die Zellen, die das wichtige Hormon Insulin produzieren.

Die entzündliche Gelenkerkrankung »Rheuma«, die sogenannte *rheumatoide Arthritis,* beruht ebenfalls auf einer Fehlsteuerung des Immunsystems. Dabei kommt es fälschlicherweise zur Aktivierung von T-Zellen, die den Gelenkknorpel angreifen und das Gelenk zerstören können. Das Immunsystem schüttet dabei bestimmte Substanzen aus (die *Interleukine*), die Entzündungen ankurbeln. Bei Rheuma sind offensichtlich die entzündungsfördernden *Interleukine* im Übermaß aktiv.

Es gibt noch eine Reihe anderer Autoimmunkrankheiten. Dazu zählt beispielsweise die *Hashimoto*-Erkrankung der Schilddrüse, bei der die Schilddrüse angegriffen und zerstört wird, oder der *Morbus Basedow*, eine entzündliche Schilddrüsenerkrankung, bei der es zur Schilddrüsenüberfunktion und zu dem Symptom der »hervortretenden Augen« kommen kann. Auch manche Darmerkrankungen wie der *Morbus Crohn* und die *Colitis ulcerosa* oder die *multiple Sklerose* und die *Lupus*-Erkrankung sind auf aggressive Reaktionen des Immunsystems gegen körpereigenes Gewebe zurückzuführen.

KREBS: KONTROLLVERLUST ÜBER ENTARTETE KÖRPERZELLEN

Unser Körper besteht aus Billionen von Zellen, die immer wieder regeneriert, repariert und erneuert werden müssen, etwa weil sie zu alt geworden sind oder etwas in ihnen defekt ist. Zu jeder Stunde finden deshalb im Organismus vielfältige Zellteilungsprozesse statt, deren reibungsloser Ablauf vor allem durch einen intakten genetischen Code im jeweiligen Zellkern sowie durch das koordinierte Zusammenspiel verschiedener anderer Substanzen wie zum Beispiel Eiweißbausteinen gewährleistet ist. Damit die neuen Körperzellen gesund sind, muss also eine komplexe »Programmierarbeit« geleistet werden, und sowohl die Genvorlage als auch die diversen anderen Substanzen müssen fehlerfrei sein. Zuweilen schleichen sich aber doch »Programmierfehler« ein, zum Beispiel, weil die DNS nicht richtig abgelesen wird oder bestimmte Steuerungsproteine defekt sind. Dann können die neu entstandenen Zellen entarten, was bedeutet, dass sie sich aus dem Zellverbund des Körpers ausklinken, ein Eigenleben starten und zu Tumorzellen werden.

Eine andere Ursache für die Entstehung von Krebs ist eine Schädigung der DNS von außen, etwa durch Strahlen oder Giftstoffe, die bevorzugt zu Brüchen in der DNS führen. Wenn solche Zellen unkontrolliert zu wachsen beginnen, ist das Immunsystem aufgerufen, diese »Anarchisten« sofort aufzuspüren und zu eliminieren, damit sie keinen größeren Schaden anrichten. Leider fällt aber die Attacke der Körperabwehr oft zu schwach aus, da die Krebszellen in vielen Merkmalen noch zu sehr den normalen Körperzellen ähneln. Auch können sich manche Tumorzellen so gut tarnen, dass die Abwehr sie nicht erkennt. Die Krebsgeschwulst kann dann immer weiterwachsen, ein eigenes Gefäßversorgungsnetz herausbilden, die Grenzen verschiedener Gewebezonen überschreiten, in andere Organe hineinwuchern und dort Absiedelungen, sogenannte *Metastasen*, bilden. Je weiter der Prozess der Zerstörung fortschreitet, desto schwieriger wird es für das Immunsystem, dem Krebs Einhalt zu gebieten, und desto geringer sind die Heilungschancen. Im Kampf gegen den Krebs sucht die Wissenschaft deshalb heute ganz besonders nach Strategien, um das Immunsystem zu unterstützen.

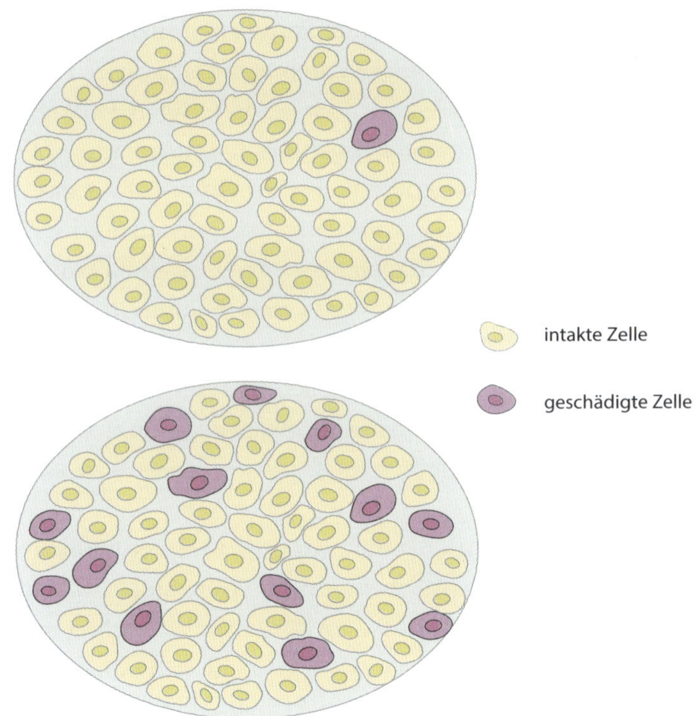

In der DNA sind alle Eigenschaften einer Zelle abgespeichert. Tritt hier ein Fehler auf, kann sich die Zelle zur Krebszelle wandeln und weiterwachsen.

DIE SCHULE DER IMMUNZELLEN

Wichtig für die Funktion des Immunsystems ist eine gewisse Ordnung und Hierarchie. Es ist wie im richtigen Leben: Die Immunzellen müssen, bevor sie in den Kampf gegen Eindringlinge gesandt werden, erst einmal in die Schule gehen. Die »Ausbildungsstätte« des Immunsystems liegt übrigens in der Darmschleimhaut. Hier erfolgt die Prägung und die Immunzellen erfahren, was förderlich oder schädlich für den Organismus sein könnte. Das gesamte Immunsystem erhält so sein erstes Training. Wichtige Trainingspartner sind die vielen Mikroorganismen im Darm inklusive der Stoffwechselprodukte, die sie produzieren.

Ein Zuviel an Training kann sich jedoch in der Immunschule negativ auswirken. Wenn dadurch die Kontrolleinheit Darmschleimhaut zusammenbricht, kann ein sogenannter Toxinsturm zu heftigen Immunreaktionen führen und im gesamten Organismus Schaden anrichten. Die im Darm erfasste Information wird nämlich über die *Lymphe*, über Sekrete und über das Blut in verschiedene Räume des Organismus weitergetragen und kann dort Fernreaktionen auslösen. Läuft dieser Prozess schleichend ab, spricht man von chronischer Herdbelastung. Diese ständige Belastung führt zu einer schwelenden Entzündung, die im Englischen als *silent inflammation* bezeichnet wird. Die moderne medizinische Forschung sieht diese »silent inflammation« als Zündschnur vieler chronischer Erkrankungen einschließlich der Autoimmunerkrankungen.

ZURÜCK VON DER SUCHE NACH FREMDSTOFFEN

Als *Homing* bezeichnet man in der Immunologie die Rückkehr immunkompetenter *Lymphozyten* über die Lymphbahnen in die Lymphknoten beziehungsweise über die Blutbahnen in die Milz, nachdem sie alle Gewebe durchstreift haben, um körperfremde Strukturen wie etwa schädliche Viren oder Bakterien aufzuspüren. Dort vermehren sich dann jene Immunzellen, die speziell gegen die als fremd erkannten Strukturen gerichtet sind. Sie bilden aktivierte Immunzellen, die entweder selbst die Immunattacke gegen den »angreifenden Feind« ausführen oder die Bildung spezifischer Antikörper anregen.

In der Darmschleimhaut findet zuvor ein intensiver Selektionsprozess zwischen Gut und Böse statt. Das, was uns schaden kann, wird markiert und mit Antikörpern versucht unschädlich zu machen. Dabei gibt es verschiedene Antikörperklassen: Einige Immuntruppen dienen der Abwehr von Allergenen, andere Abwehrhelfer des spezifischen Immunsystems sind auf das Merken, Aufsuchen und Vernichten von Krankheitskeimen spezialisiert.

GEFAHR DURCH TOXINE

Damit unser Immunsystem fremde Eindringlinge erkennen kann, müssen die Partikel jedoch eine gewisse Größe haben. Giftstoffe, in der Fachsprache *Toxine* genannt, unterlaufen dieses Erkennungssystem jedoch häufiger und können auf diese Weise Schaden im gesamten Gefäßsystem anrichten. Insbesondere kann die Menge der Toxine, die aus dem Darm ins Blut eindringen, den Blutfluss und damit die Gewebeversorgung mit Sauerstoff erheblich beeinträchtigen. Je nach Ausmaß der Toxinbelastung droht dem Organismus dann große Gefahr. Vor diesem Prozess schützt uns jedoch ein wichtiges Organ: die Darmschleimhaut.

Die Darmbarriere ist der wichtigste Schutz unseres Immunsystems, gleichzeitig auch Kontrollorgan für den gesamten Stoffwechsel und wichtiges Stellglied unseres Nervensystems.

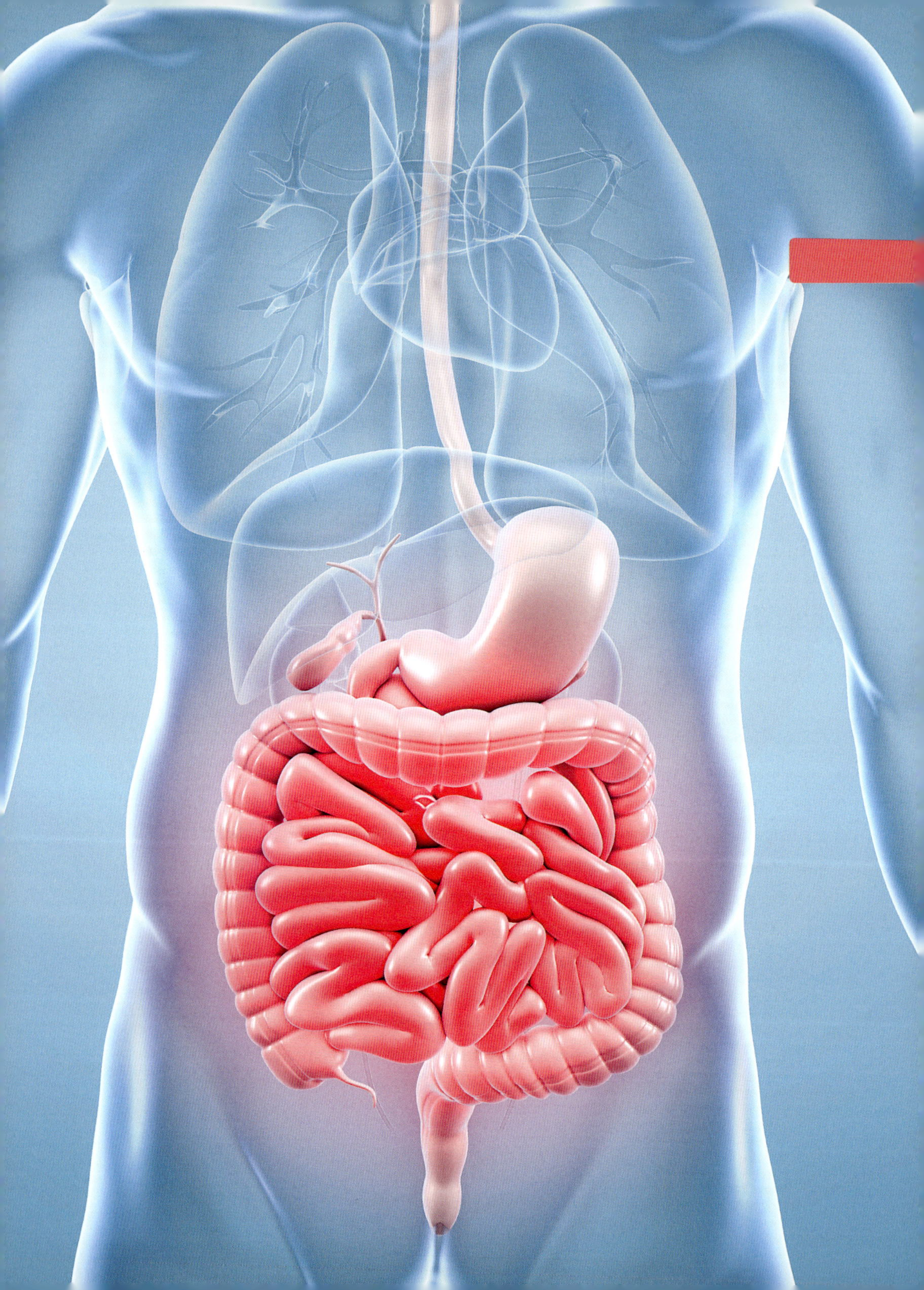

Kapitel 5

LEAKY GUT – ALARM IM DARM

Verliert das Mikrobiom seine Ausgewogenheit und die Darmbarriere ihre Geschlossenheit, ist Gefahr im Verzug. Wenn die Tight Junctions nämlich plötzlich durchlässig werden, können schädliche Stoffe unkontrolliert ins Innere eindringen, in die Blutbahnen und so bis zu allen Organen gelangen.

WENN DIE DARMBARRIERE DURCHLÄSSIG WIRD

Die Ausgewogenheit des Darmmileus mit seiner unglaublichen Vielzahl an guten, nützlichen Mikroorganismen sowie die Funktionstüchtigkeit der Darmbarriere sind für unser leibliches und seelisches Wohl äußerst wichtig. Zur Erinnerung: Unter der Schleimschicht, die viele Fette und vor allem *Lezithin* (siehe auch Seite 189f.) enthält, liegt die Darmschleimhaut, die im Fachjargon als Mukosa bezeichnet wird. Sie besteht aus Schleimhautzellen, die über *Tight Junctions* (siehe auch Seite 43) miteinander verbunden sind. Dabei handelt es sich um bänderförmige Proteine, die die Zellen zusammenhalten. Gäbe es die *Tight Junctions* nicht, könnten Schadstoffe ungehindert durch die Zwischenräume zwischen den einzelnen Zellen schlüpfen und in den Blutkreislauf gelangen. Beim Leaky-Gut-Syndrom sind all diese Schutzsysteme in unterschiedlichem Ausmaß beschädigt – und das mit dramatischen Folgen:

- Die Schleimschicht verliert ihre Zähigkeit und wird immer dünner. Damit verliert sie ihre schützende Funktion und wird leichter durchdringbar für Schädlinge, Bakterien und Fremdeiweiße.
- Die Darmflora gerät aus der Balance, es kommt zu Veränderungen im ökologischen Gleichgewicht des *Mikrobioms*. Das bleibt nicht ohne Folgen für das Immunsystem. Durch die veränderte Bakterienzusammensetzung auf der Darmschleimhaut werden vermehrt entzündliche Signale ausgelöst. Diese Entzündungssignale (*Zytokine*) wirken direkt an den Bindungstellen der Darmschleimhaut, den *Tight Junctions*.
- Der Darm wird auf diese Weise undicht und durchlässig für schädigende Stoffe; das Immunsystem versucht, diese schädlichen Eindringlinge abzuwehren.
- In der Folge kommt es zu Entzündungen, die nicht selten die Durchlässigkeit der Darmschleimhaut weiter erhöhen.

- Noch mehr Schadstoffe, Gifte und andere Substanzen, die eigentlich ausgeschieden werden sollten, können die Darmschleimhaut passieren, was die Entzündung weiter anheizt: Ein Teufelskreis entsteht.

WER HAT EIN ERHÖHTES RISIKO?

Im Grunde genommen kann jede und jeder von uns eine Disposition für das Syndrom des durchlässigen Darms entwickeln – etwa durch ungünstige Ernährungseinflüsse, andere (Grund-)Erkrankungen, die Einnahme von Antibiotika oder anderen Medikamenten, durch ungesunde Lebensgewohn-

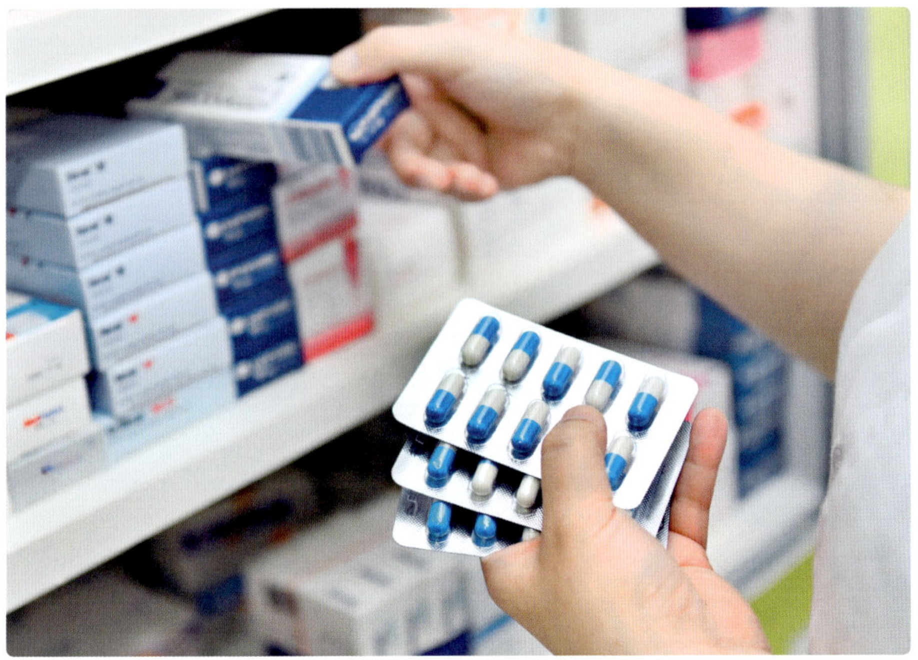

Segen, aber auch Gefahr: Eine Antibiotikabehandlung kann dem Syndrom des durchlässigen Darms Vorschub leisten.

heiten wie Rauchen, Schlafmangel, Stress und vieles mehr. Denn alles, was unserem *Mikrobiom* schaden und das empfindliche Gleichgewicht stören kann, erhöht letztendlich die Gefahr, dass die schützende Schleimschicht im Darminnern brüchig wird und so die Kaskade der oben beschriebenen Negativmechanismen in Gang kommt. Welche Faktoren und Einflüsse sich besonders ungünstig auswirken, können Sie ab Seite 95 lesen.

Auch wenn es jeden treffen kann, scheint es doch Patientengruppen zu geben, deren Empfindlichkeit auf Triggerfaktoren für ein Leaky-Gut-Syndrom besonders ausgeprägt ist, die also besonders Gefahr laufen, dieses Syndrom zu entwickeln. Verschiedene Studien belegen vor allem Zusammenhänge zu einer gestörten Darmwandpermeabilität, also der Durchlässigkeit der Darmwand, bei Patienten mit dem sogenannten Reizdarmsyndrom (RDS). Lesen Sie ab Seite 106, wie sich die Autoren zu dieser Diagnose des Reizdarms stellen. Den Studiendaten zufolge sind circa 40 Prozent der Patienten mit der Diagnose Reizdarm von einer erhöhten Darmwandpermeabilität betroffen – eine enorm hohe Zahl also.

MORBUS CROHN – EINE AUTOIMMUNERKRANKUNG DES DARMS

Auch die chronisch entzündliche Darmerkrankung *Morbus Crohn* steht im Verdacht, durch eine Barrierestörung der Darmschleimhaut mit verursacht und begünstigt zu werden.

In Deutschland sind mehr als 300 000 Menschen von chronisch entzündlichen Darmerkrankungen betroffen – Tendenz steigend. Etwa die Hälfte der Patienten leidet an *Morbus Crohn.*

Der *Morbus Crohn* beginnt allmählich und verläuft in Schüben. So wechseln sich bei den Patientinnen und Patienten Phasen weitgehender Beschwerdefreiheit mit Phasen akuter und oft schwerer Schübe ab. Wie häufig die Krankheitsschübe auftreten und wie schwer der Entzündungsprozess verläuft, unterscheidet sich auch von Patient zu Patient. Dementsprechend ist das Ausmaß der Beschwerden individuell unterschiedlich. Typische Symptome des Morbus Crohn sind:

- chronische Durchfälle, häufig bis zu sechs Mal am Tag,
- krampfartige Bauchschmerzen, oft im rechten Unterbauch verstärkt.

Vor allem während akuter Schübe entwickeln viele Patienten leichtes Fieber, fühlen sich müde und abgeschlagen. Auch Appetitlosigkeit, Übelkeit und Erbrechen, gepaart mit Gewichtsverlust, sind nicht selten die Folge dieser chronischen Entzündungskrankheit.

LEAKY GUT – DIE BIOCHEMISCHEN UND IMMUNOLOGISCHEN ABLÄUFE

Die vermehrte Darmdurchlässigkeit führt zunächst zu einer geringgradigen Entzündung und Aktivierung des Immunsystems. Das Abwehrsystem zieht also verschiedene Immunzellen und -stoffe herbei, die Eindringlinge bekämpfen sollen. Vor allem kommt es zu einer Erhöhung sogenannter *proinflammatorischer Zytokine*. Dabei handelt es sich um Substanzen, die entzündungsfördernd (lateinisch: *proinflammatorisch*) wirken, indem sie Immunzellen zum Infektort – hier eine Lücke in der Darmschleimhaut – locken und die Durchblutung in diesem Bereich erhöhen. Gleichzeitig wird die Aktivität eines *antiinflammatorischen*, also entzündungshemmenden, *Zytokins* namens *Interleukin* 10 (IL-10) unterdrückt. In der Fachsprache nennt man diesen Vorgang *Suppression*. Die so ausgelöste Störung oder, besser gesagt, Verschiebung des Immungleichgewichts zeigt sich für den Betroffenen vor allem mit Durchfall und Bauchschmerzen.

Diese Symptome sind natürlich keine »böse Absicht« des Immunsystems, das ja nur helfen und den Organismus gesund erhalten möchte. Sie stellen schlicht die Reaktion auf den Feind dar, den es mit allen Mitteln zu bekämpfen gilt. Welcher Mittel sich das Immunsystem bedient, weiß jeder von uns und hat es oft am eigenen Leib erlebt, und zwar klassischerweise bei einem grippalen Infekt: Wenn die Schnupfenviren angreifen, fängt die Nase an zu schniefen – ein Zeichen, dass die Immunabwehr die Sekretion in der Nasenschleimhaut ankurbelt, um die Erreger möglichst schnell auszuschwemmen. Der Hals fängt an zu kratzen, die Rachenschleimhaut rötet sich und brennt – ein deutliches Symptom einer stark erhöhten Durchblutung, die helfen soll, Viren & Co. rasch zu eliminieren. Die typischen Entzündungszeichen Schwellung, Rötung, Erwärmung, verstärkter Sekretfluss spielen sich im Äußeren wie im Inneren genau gleich ab, nur, dass man sie im Darm nicht wie bei Schnupfen und Halsweh sehen, sondern »nur« spüren kann: durch Schmerzen, Unwohlsein, Verdauungsunregelmäßigkeiten, Durchfall – und das abhängig vom Grad der entzündlichen Reizung.

DIE HÄUFIGSTEN TRIGGERFAKTOREN FÜR LEAKY GUT

Bestimmte Faktoren scheinen die Darmschleimhautbarriere in besonderem Maße zu beeinträchtigen und damit dem Syndrom des durchlässigen Darmes Vorschub zu leisten.

1. TRIGGERFAKTOR: UNGESUNDE ERNÄHRUNG

Mit Sicherheit spielt die Ernährungsweise die wichtigste Rolle, wenn es um Krankheit oder Gesundheit des Darms geht. Es ist fast schon eine Binsenweisheit, dass eine fett- und zuckerreiche sowie eher vitalstoffarme Ernäh-

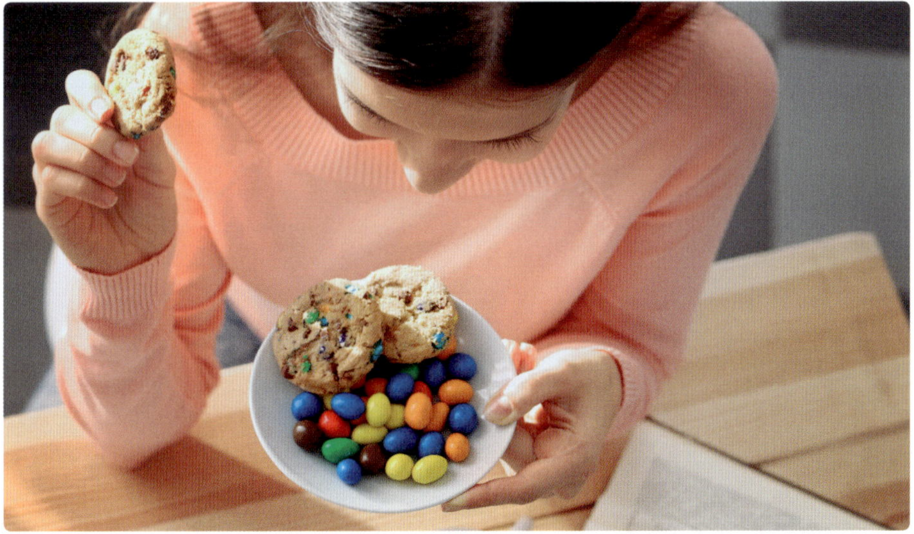

Die bittere Wahrheit über süße Naschereien: Sie sind oft Mitverursacher von Stoffwechselstörungen und Übergewicht.

rung für den Organismus insgesamt viele Nachteile hat und die Entwicklung von Fett- oder Zuckerstoffwechselstörungen sowie Übergewicht begünstigen kann. Und was dem Körper generell nicht gut bekommt, bringt natürlich auch den Darm ins Ungleichgewicht. Menschen mit einer erhöhten Anfälligkeit für Barrierestörungen des Darms haben oft einen erhöhten Konsum von zuckerreichen Lebensmitteln sowie Weißmehlprodukten wie Nudeln oder Brot. Ballaststoffe aus frischem Obst und Gemüse nehmen sie dagegen weniger zu sich. Auch Zusatzstoffe in Lebensmitteln wie etwa Farb- oder Aromastoffe, Konservierungsstoffe sowie metallische Rückstände (Stichwort Schwermetallbelastung von Seefisch) scheinen eine große Rolle bei der Entstehung chronischer Darmkrankheiten zu spielen.

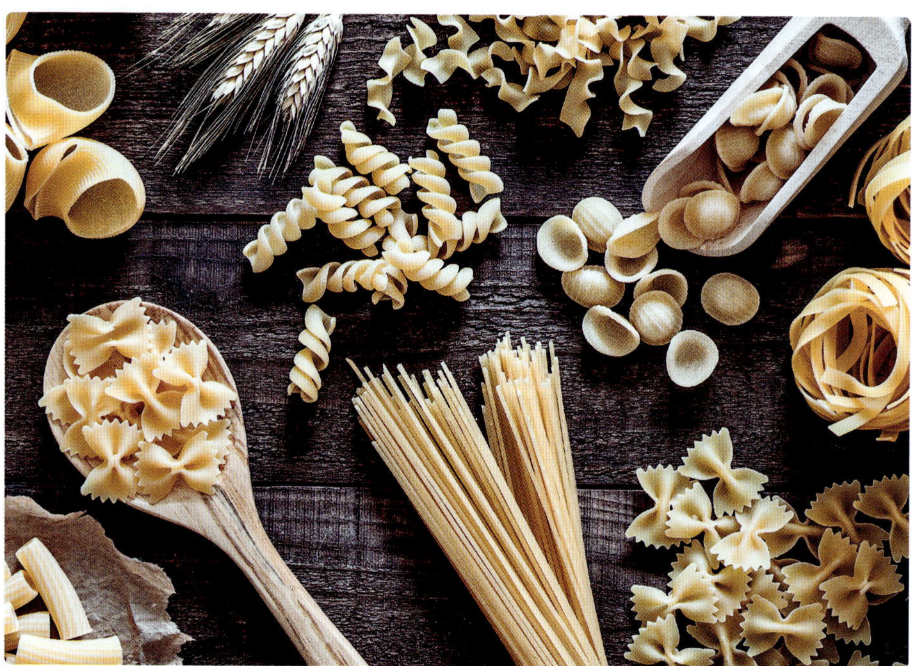

Ein erhöhter Konsum von Weißmehlprodukten wie Nudeln kann mit einer erhöhten Anfälligkeit für Barrierestörungen des Darms einhergehen.

2. TRIGGERFAKTOR: MEDIKAMENTE

Es gibt eine große Zahl an Arzneimitteln, die direkt oder indirekt die Darmschleimhaut angreifen und zu entzündlichen Reizungen und in der Folge zu einem Leaky-Gut-Syndrom führen können.

Die wichtigste Rolle dabei spielen Antibiotika. Einerseits sind sie ein Segen bei bakteriellen Infektionen wie etwa einer Lungen-, Nasennebenhöhlen- oder Mittelohrentzündung, denn sie bekämpfen die Krankheitskeime und sorgen dafür, dass die gefährliche Entzündung rasch eingedämmt wird. Aber Antibiotika machen eben nicht nur den schädlichen Bakterien den Garaus, sondern auch den nützlichen. So kann das *Mikrobiom* in empfindlicher Weise dezimiert werden, was sich nachteilig auf die Darmschleimhaut und ihre Abwehrfunktionen auswirkt. Ist die Mannschaft der guten Bakterien ausgedünnt, können sich Krankheitserreger breitmachen und die Darmbarriere weiter schwächen. Allen voran sind es Pilzinfektionen, die nach einer Behandlung mit Antibiotika den Darm erobern und dort ihr Unwesen treiben. Von besonderer Bedeutung ist der Hefepilz *Candida albicans*. Er lebt in friedlicher Koexistenz im Darm, solange das *Mikrobiom* kraftvoll genug ist, einer unangemessenen Ausbreitung Einhalt zu gebieten. Ist das *Mikrobiom* nach der Antibiotikatherapie jedoch angeschlagen, wird es systematisch von dem nun aggressiv wuchernden Pilz verdrängt. Zudem setzt *Candida albicans* Giftstoffe, sogenannte Pilztoxine, frei, die die Darmwand schädigen und bei einer erhöhten Durchlässigkeit sogar in den Blutkreislauf und damit überall in den Organismus gelangen können.

Eine weitere Stoffgruppe an Arzneimitteln, die der Schleimhaut im Verdauungstrakt arg zusetzen können, sind Schmerzmittel, allen voran die sogenannten *nicht steroidalen* Entzündungshemmer. Bekannt sind diese Medikamente unter den Namen *Acetylsalicylsäure (ASS)*, *Ibuprofen*, *Diclofenac* und anderen. Diese NSAR-Schmerzmittel haben entzündungshemmende, schmerzlindernde und fiebersenkende Eigenschaften, weshalb sie ausgesprochen beliebt zur schnellen Linderung von Schmerz- und Entzündungszuständen sind, zumal viele von ihnen rezeptfrei in der Apotheke bezogen werden können. Das große Problem: Die nicht steroidalen Entzündungshemmer können die Schleimhaut von Magen und Darm derart aggressiv angreifen, dass es sogar zu Blutungen im Verdauungstrakt kommen kann. Die Krankenkassen müssten jährlich dreistellige Millionenbeträge aufbringen, um die Folgeerkrankungen an Magen und Darm zu behandeln, steht auf der Website vom Zentrum der Gesundheit zu lesen.

3. TRIGGERFAKTOR: NAHRUNGSMITTELUNVERTRÄGLICHKEITEN

Ob *Laktose-*, *Fruktose-* oder *Glutenintoleranz*: Nahrungsmittelunverträglichkeiten scheinen auf dem Vormarsch zu sein. Schaut man in Supermarktregalen auf die reiche Produktpalette mit der Aufschrift »laktosefrei« oder »glutenfrei«, könnte man meinen, dass es sich mit den Unverträglichkeiten bestimmter Lebensmittel um ein Massenphänomen handelt. Vor allem von der Unverträglichkeit des Klebereiweißes *Gluten*, das aus Getreide wie Weizen, Gerste oder Roggen stammt, ist augenscheinlich eine wachsende Zahl von Menschen betroffen. Die Glutenunverträglichkeit, auch als *Zöliakie* bezeichnet, zählt zu den Autoimmunerkrankungen und hat entzündliche Reizungen der Darmschleimhaut zur Folge. Doch auch sogenannte FODMAPs tauchen immer häufiger im Zusammenhang mit einer erhöhten Empfindlichkeit im Verdauungstrakt und auch bei der Diagnose Reizdarm auf. Die Abkürzung FODMAPs stammt aus dem Englischen und heißt ausgeschrieben: *Fermentable Oligo-, Di- and Monosaccharides and Polyols*. Dabei handelt es sich um eine Gruppe von Kohlenhydraten, die aus vergärbarem Mehrfach-, Zweifach- und Einfachzucker-Molekülen besteht, die vom Dünndarm schlecht aufgenommen werden können. Aus Weizenmehl hergestellte Nudeln beispielsweise enthalten Kohlenhydrate, die zu den FODMAPs zählen.

Da sie vom Dünndarm nicht richtig aufgenommen werden, gelangen diese Kohlenhydratmoleküle in den Dickdarm, wo sie im Rahmen eines Gärungsprozesses von den Bakterien des *Mikrobioms* zersetzt werden. Bei dieser Zersetzung entstehen Gase, die bei einem empfindlichen Darm zu Reizungen, Blähungen und einem Abgang von Winden *(Flatulenz)* führen können.

BÖSE LEKTINE?

Zurück zu den Proteinanteilen von Nahrungsmitteln wie dem Klebereiweiß *Gluten*. Dieses Eiweißmolekül gehört zu den *Lektinen*. Das ist eine besondere Form von Proteinen, die eine hohe Bindungsfähigkeit aufweisen. So verbinden sich *Lektine* gerne mit Kohlenhydraten, was eine Art Klebstoff-Reaktion hervorruft (daher der Name »Klebereiweiß« für *Gluten*). Die Bindungsfähigkeit von *Lektinen* wie den *Glutenen* wird von der Lebensmittelindustrie genutzt, um vielen Speisen Konsistenz zu verleihen und beispielsweise Instantsuppen und -soßen besonders sämig zu machen. In der Natur dienen die *Lektine* den Pflanzen, sich vor Fressfeinden zu schützen. Auch für den Menschen können bestimmte *Lektine* schädlich sein. So können *Lektine* in rohen Bohnen eine toxische Wirkung entfalten – und das schon beim Verzehr geringer Mengen. Da die meisten *Lektine* jedoch äußerst hitzeempfindlich sind, verlieren sie beim Kochen ihre Giftwirkung und werden ungefährlich. Dennoch schreibt der US-Arzt Steven Gundry in seinem kontrovers diskutierten Buch *Böses Gemüse* den *Lektinen* – vor allem aus Vollkorngetreide, Hülsenfrüchten und Nachtschattengewächsen wie Tomaten, Kürbis oder Zucchini – eine für den Menschen krank machende Wirkung zu, weil sie den Darm »verkleben« und das Immunsystem irritieren. Er empfiehlt deshalb in dem Ratgeber, der in den USA unter dem Titel *The Plant Paradox* erschienen ist, eine spezielle *Lektin*-Diät einzuhalten, um die Krankheitsprozesse und vor allem ein Leaky-Gut-Syndrom zu heilen. Nach Steven Gundry würden die *Lektine* nämlich die schützende Schleimschicht im Darm nach und nach aufzehren, da sie aus Mehrfachzucker-Molekülen besteht, die sich mit den Lektinen verbinden. Sobald keine Zuckermoleküle – sogenannte *Polysaccharide* – aus dem Schleim mehr zur Verfügung stünden, würden sich die *Lektine* an die *Tight Junctions* machen und somit direkt an der Darmwand andocken. Um die eigentlich dichten Verbindungen der *Tight Junctions* zu knacken, bedienten sich die Lektine einer Art »Türöffner-Substanz« namens *Zonulin*. Die Lektine gelangten zusammen mit abgestorbenen Resten bakterieller Zellwände sowie anderen Stoffen in den Blutkreislauf und alarmierten das Immunsystem, das mit den Eindringlingen irgendwann überfordert sei und seine Abwehraktivitäten als Autoaggression gegen sich selbst richte. Die Wirkung von *Lektinen* würde durch Umweltgifte wie *Glyphosat* verstärkt, was den Prozess der Darmschädigung und der Entwicklung von Autoimmunerkrankungen in den letzten Jahren massiv beschleunigt haben soll. In Verbindung mit Antibiotika, entweder direkt oder durch Konsum von antibiotisch behandeltem Fleisch oder Fisch, sowie einem exzessiven Verbrauch von *nicht steroidalen* Schmerzmitteln werde einer »Epidemie an Autoimmunerkrankungen« der Weg bereitet.

»Einige Kollegen widersprechen Steven Gundry, andere stimmen ihm zumindest in einigen Punkten zu«, schreibt die Journalistin Anne Sailer auf der Website »MDR Wissen« und zitiert dazu den Ernährungsexperten Udo Pollmer: »Lektine können ein massives gesundheitliches Problem darstellen. Das sind Abwehrstoffe der Pflanzen gegen Fraßfeinde. Wir gehören natürlich auch dazu und wir haben sie in sehr, sehr vielen Produkten drin und in den meisten Fällen ist es kein Problem, weil die meisten dieser Lektine hitzelabil sind. Das heißt: Man kann sie durch Kochen beseitigen. In Bohnen sind relativ gefährliche Lektine drin, deshalb können rohe Bohnen zum Tode führen. Deshalb werden Bohnen gekocht. Und das Erstaunliche ist ja: Beim Aufwärmen schmeckt das besser. Und das liegt daran, dass die Lektine darin dann endgültig kaputt gemacht werden. Je öfter ich das aufwärme, desto gesünder ist dieses Produkt.« Zum Ernährungsselbstversuch des amerikanischen Arztes mit viel Vollkornmüsli, Obst und Gemüse, das ihm Arthritis, Bluthochdruck, zu hohe Zucker- und Cholesterinwerte sowie Übergewicht beschert haben soll, erklärt Udo Pollmer der Journalistin: »Das ist das Weizenkeim-Lektin. Das ist ein Abwehrstoff gegen Insekten. Und dieses Weizenkeim-Lektin ist hitzestabil und das ist der Grund, warum man hergeht und die Teige früher klassischerweise fermentiert und nicht mit Schnellverfahren hergestellt hat, weshalb man kein Vollkorn gegessen und weshalb man das Zeug nicht roh gegessen hat. Die vielen kaputten Därme, die wir da haben, rühren zu einem gewissen Teil von dem Verzehr von echtem Vollkorn.«

Dennoch sei das Fazit, so Anne Sailer, dass jeder einen individuellen Stoffwechsel habe und ein alleiniger Inhaltsstoff niemals für Darmprobleme verantwortlich gemacht werden könne. Was einem schmeckt und bekommt, das müsse jeder für sich selbst herausfinden.

4. TRIGGERFAKTOR: STRESS

Stress kommt aus dem Englischen und heißt übersetzt »Druck, Anspannung«. Die Wissenschaftler unterscheiden zwei Formen von Stress: den negativen *Disstress*, der uns aus der Balance bringt und unser körperliches, geistiges und seelisches Wohl gefährdet, und den gesunden, leistungsfördernden *Eustress*. Zum Disstress tragen, wie schon auf Seite 61 beschrieben, am ehesten unsere Lebensgewohnheiten mit Reizüberflutung, einer Überfrachtung mit Informationen aus elektronischen Medien und wachsendem Konkurrenzdruck bei. Wir leben in einer Nonstop-Gesellschaft, sagen Stressforscher, und rasen im Höchsttempo auf der Überholspur durchs Leben, gönnen uns keine Ruhe, keine Pausen, keinen Ausgleich. Aber nicht nur permanente Überforderung versetzt den Organismus in einen krank machenden Stresszustand. Nach wissenschaftlichen Untersuchungen führt auch andauernde *Unter*forderung zum Disstress. Studien zeigen, dass beispielsweise Singles, die sehr isoliert leben, durch Einsamkeit und Langeweile stärker emotional gestresst und für Störungen anfällig sind. Heftig schlägt sich der Disstress auch bei Menschen nieder, die sich nicht gut behaupten können, ihre Gefühle unterdrücken und unter mangelndem Selbstwertgefühl leiden. Dauerfrust, verdrängte Emotionen, schwelende Konflikte und Ängste sind also ebenso starke Stressfaktoren, also Stressoren, wie Hektik und Chaos.

Jeder Mensch reagiert anders auf Stress. Während der eine in einem Power-Alltag mit Rund-um-die-Uhr-Programm nur so vor Tatendrang und Wohlbefinden strotzt, kommt ein anderer bereits bei kleinen Herausforderungen auf dem Zahnfleisch daher. Fühlt sich der eine in der Beschäftigung mit sich selbst glücklich und zufrieden, gerät ein anderer schon in Panik, wenn er nur mal einen halben Tag allein ist. Deshalb gibt es auch kein Patentrezept, um sich negativen Stress vom Leibe zu halten. Jeder muss für sich selbst herausfinden, welcher »Stresstyp« er ist und welche Techniken ihm am besten helfen, um innere Ausgeglichenheit und Lebenskraft wiederzuerlangen.

STRESS: WAS PASSIERT IM KÖRPER?

Eines der wichtigsten Hormone, das bei seelischem und körperlichem Stress vermehrt ausgeschüttet wird, ist *Cortisol*. Der Botenstoff wird in der Nebenniere gebildet. Er aktiviert den Stoffwechsel, fördert die Verfügbarkeit des »Energiebausteins« Glukose, verändert die Befindlichkeit und greift massiv in das Immunsystem ein. Bei akutem Stress oder einem akuten Infekt – der ja auch einen »Immunstress« darstellt – aktiviert *Cortisol* zunächst kurzzeitig die Produktion von Antikörpern und steigert die Mobilisation von Immunzellen, um dann, ab dem dritten Tag, wieder abzusinken und den Immunzellen und ihren Botenstoffen (*Zytokinen*) den weiteren Abwehrkampf zu überlassen. Bleibt jedoch eine Stresssituation chronisch bestehen, dann bremst der hohe Cortisolspiegel vor allem die spezifische sowie unspezifische Immunabwehr und unterdrückt die Aktivität der natürlichen Killerzellen, was eine erhöhte Infektanfälligkeit mit sich bringt. Je länger Stressphasen anhalten, desto größer ist das Risiko für dauerhaft erhöhte *Cortisol*spiegel – mit der Folge einer dauerhaft gebremsten Immunabwehr. Bei anhaltendem Dauerstress jedoch – wie etwa beim »Manager-Syndrom« – erschöpft sich schließlich die *Cortisol*produktion in den Nebennieren und die bremsenden Impulse auf das Immunsystem fallen weg. Die Folge ist dann ein überschießendes Immunsystem mit möglichen Erkrankungen wie Allergien, Neurodermitis, Rheuma und anderen Autoimmunerkrankungen.

Ein weiteres Hormon, das in unmittelbarem Zusammenhang mit Stressreaktionen steht, ist *Adrenalin*. Im Zusammenhang mit dem sympathischen Nervensystem haben Sie dieses Hormon in einem vorigen Kapitel schon kurz kennengelernt (siehe Seite 59). *Adrenalin* wird ebenfalls in der Nebenniere gebildet, aber anders als Cortisol nicht auf Vorrat. Bei psychischen und physischen Belastungssituationen steht es rasch zur Verfügung, um Herz, Kreislauf, Stoffwechsel und andere Systeme des Körpers an den »Ausnahmezustand« anzupassen. Sie erinnern sich: Puls, Blutvolumen im Herzen und Blutdruck steigen an, auch die Atemfrequenz erhöht sich. Darüber hinaus werden durch den Einfluss des Adrenalins vermehrt Zucker und Fette für den erhöhten Energiebedarf bereitgestellt – bei unseren Vorfahren waren diese körperlichen Prozesse für Kampf und Flucht nötig. Bleiben die Adrenalinwerte durch Dauerstress erhöht, hat dies fatale Folgen: Der Blutdruck klettert auf chronisch erhöhte Werte, auch die Blutzuckerspiegel steigen an. Herz, Kreislauf und Stoffwechsel werden chronisch belastet, die Immunfunktionen gehen zurück, das Risiko für Herzinfarkt, *Diabetes mellitus* (Zuckerkrankheit), Immunschwäche und viele andere Krankheiten wächst.

WELCHE AUSWIRKUNGEN HAT DISSTRESS IM DARM?

Unser Verdauungssystem reagiert besonders empfindlich auf negative Stressfaktoren. Sie erinnern sich: Die Darmfunktionen sind überwiegend durch die Steuerung des Vagusnervs angepasst, dem Hauptnerv des *parasympathischen* Nervensystems, das auf Ruhe, Entspannung und Ausgeglichenheit ausgerichtet ist. Nervosität, Alltagshektik und Belastungen wie Konflikte, Mobbing, Sorgen in Job, Familie und so weiter schlagen deshalb besonders rasch auf Magen und Darm, spiegeln sie doch ein vegetatives Nervensystem wider, das auf »Alarm« geschaltet ist. Die Botenstoffe des *sympathischen* Nervensystems sind denen des *parasympathischen* in Anzahl und Menge überlegen, was die typischen Reaktionen auslöst: Die Gefäße im Verdauungstrakt verengen sich, die Durchblutung wird gedrosselt und die Darmmuskulatur kann nicht mehr richtig arbeiten. Zudem reagieren die Darmbakterien äußerst sensibel auf Disstress und sterben teilweise sogar ab. Dies wiederum fördert die Barrierestörung und das Aufbrechen der *Tight Junctions*, was es wiederum Giftstoffen und Krankheitserregern leicht macht, durch die Darmwand ins Innere zu dringen. So führt negativer Stress zum Leaky-Gut-Syndrom mit allen möglichen Folgen wie chronische Müdigkeit, Bauchschmerzen, Blähungen, Verstopfung und vielen anderen Symptomen. Das eingeschränkte Wohlbefinden, die Müdigkeit und die Verdauungsbeschwerden wiederum sind starke Stressfaktoren, die das Ungleichgewicht im *vegetativen* Nervensystem weiter verstärken und eine Schwächung des Immunsystems mit sich bringen. So entsteht ein Teufelskreis, der im schlimmsten Fall ernste chronische Erkrankungen oder ein Burn-out, ein Erschöpfungssyndrom (siehe Seite 131–134) hervorruft.

SPECIAL: WAS IST DRAN AN DER DIAGNOSE »REIZDARMSYNDROM«?

»Die Gesundheit wohnt im Darm«, so eine alte Erkenntnis aus der Naturheilkunde. »Schön wär's«, denkt sich Christina. Die 32-Jährige erlebt eher das Gegenteil. Bei ihr scheinen sich Gesundheit und Wohlbefinden aus dem Inneren des Bauchs verabschiedet und anderen Phänomenen Platz gemacht zu haben: Blähungen, Völlegefühl und einem unangenehmen Druckschmerz, der fast jeden Tag in ihrem Leib rumort. Angefangen hat das alles, als sie sich zwei Jahre zuvor – eine Woche vor ihrem 30. Geburtstag – von ihrem Freund trennte und wegen eines neuen Jobs von München nach Berlin zog.

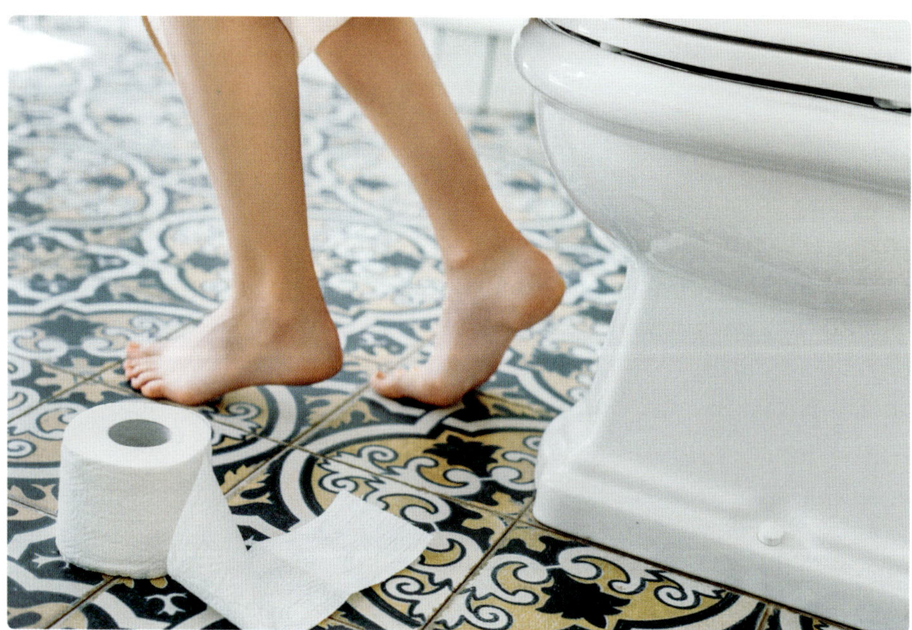

Regelmäßige Beschwerden wie Verstopfung, Durchfall oder Blähungen werden oft als Reizdarmsyndrom diagnostiziert.

Christina leidet – so wurde ihr erklärt – am Reizdarmsyndrom, in der medizinischen Fachsprache auch *Colon irritabile* genannt. Diese Verdauungskrankheit ist weitverbreitet: Bis zu 15 Prozent der Menschen hierzulande haben damit zu tun, in überwiegender Zahl Frauen. Die Ursachen des Darmleidens sind nicht genau geklärt, aber neben Umwelteinflüssen und den allgemeinen Lebensgewohnheiten scheinen genetische Faktoren eine wichtige Rolle zu spielen, so die Experten. Bestimmte Erbanlagen sollen dafür verantwortlich sein, dass der Darm insgesamt empfindlicher gegenüber Irritationen reagiert. Außerdem seien »Auslösersituationen« ganz charakteristisch für das Reizdarmsyndrom: ein längerer Auslandsaufenthalt, eine Prüfung, ein durchgestandener Darminfekt oder – wie im Fall von Christina – eine Trennung und ein Umzug. Diese typischen Triggerfaktoren brächten die Krankheit oft erst richtig in Gang, meinen die Mediziner.

SIND LEAKY GUT UND REIZDARM EIN UND DASSELBE?

In den letzten Jahren stellt das Leaky-Gut-Syndrom vor allem im Zusammenhang mit diversen Krankheitsbildern wie dem *Colon irritabile* ein zentrales Forschungsthema dar. Eine Studienanalyse ergab, dass die Barrierestörung des Darms neben entzündlichen Darmerkrankungen tatsächlich am häufigsten im Zusammenhang mit dem Reizdarmsyndrom (RDS) untersucht wurde. Dabei wird das RDS mit einer Vielzahl von Beschwerden wie etwa einer erhöhten Weizenempfindlichkeit und anderen Nahrungsmittelintoleranzen in Verbindung gebracht.

Aber was ist das Reizdarmsyndrom eigentlich genau? Lassen es die Beschwerden zu, eine solche Diagnose zu stellen? Das klingt extrem provokant, nachdem doch eine solch große Zahl an Menschen einen Leidensdruck entwickelt, der mit genau diesen nicht definierbaren, aber schmerzlichen Irritationen des Darms teilweise jahrelang zu tun hat!

RDS – EINE IRREFÜHRENDE DIAGNOSE?

Dieser »Reizdarm« und diese vermutete »Fehldiagnose« stehen für einen nicht weiter aufgeschlüsselten Zusammenhang zwischen Darmschleimhaut und *Mikrobiom*. Zwar gibt es bereits die dritten Einschlusskriterien für diese Diagnose (Rom-III-Kriterien), nach denen ein Reizdarmsyndrom diagnostiziert werden könne, »wenn drei Monate lang jeweils an mindestens drei Tagen abdominale Beschwerden bestehen, die mindestens zwei der folgenden Bedingungen erfüllen: Besserung bei Defäkation oder Beginn in Zusammenhang mit Veränderung der Stuhlform oder -frequenz«. Doch sei, so schrieb die Online-Ärztezeitung im Januar 2014, nach einer in der Fachzeitschrift *Gastroenterology* veröffentlichten Studie diese Diagnostik mit großer Unsicherheit behaftet. Laut den Autoren um Alexander C. Ford von der Universitätsklinik Leeds in Großbritannien seien die Rom-III-Kriterien »nur mäßig geeignet«, um ein Reizdarmsyndrom von organischen Erkrankungen zu unterscheiden.

Das Reizdarmsyndrom (RDS), auch bekannt als »irritables Darmsyndrom (IDS)« beziehungsweise englisch *Irritable Bowel Syndrome* (IBS)«, Reizkolon, *Colon irritabile* oder »nervöser Darm«, zählt zu den funktionellen Magen-Darm-Erkrankungen. Das heißt konkret, dass keine organischen und damit strukturellen Ursachen feststellbar sind. Die Einteilung erfolgt entsprechend dem wichtigsten, weltweit anerkannten Klassifikationssystem für medizinische Diagnosen – dem *International Statistical Classification of Diseases and Related Health Problems: ICD-11* der Weltgesundheitsorganisation (WHO). Schaut man sich die *Epidemiologie*, also die Entstehung und Verbreitung von RDS, genauer an, lässt sich erkennen, dass in Abhängigkeit von den verwendeten Diagnosekriterien wie eben den Rom-III-Kriterien eine ziemlich hohe *Prävalenz* – man kann auch sagen: Krankheitsrate – besteht. Nach den Diagnosekriterien sind etwa 12 bis 30 Prozent der Weltbevölkerung vom Reizdarmsyndrom betroffen. Sind diese vielen Menschen denn alle fehl- beziehungsweise unterdiagnostiziert?

In Deutschland erfolgt die Diagnose von RDS klinisch neben den international anerkannten Rom-III-Kriterien auch durch die diagnostischen Standards der S3-Leitline Reizdarmsyndrom. Dabei handelt es sich um eine sogenannte Ausschlussdiagnose, bei der andere Erkrankungen mit ähnlichen Symptomen diagnostisch ausgeschlossen werden. Bei dieser Art der Diagnostik geht es um die subjektiven Beschwerden, unter denen Patienten leiden. Als typische Symptome des RDS treten auf:

- Stuhlunregelmäßigkeiten
- *Obstipation* (Verstopfung)
- *Diarrhö* (Durchfall)
- *Meteorismus* (Blähungen, Blähbauch)
- Schmerzen

Je nach Ausprägung der Beschwerden kann die Lebensqualität der Patienten sehr eingeschränkt sein. Darüber hinaus werden Patienten hinsichtlich bestimmter »Reizdarmuntergruppen« unterschieden. So gibt es Patienten, die

- *diarrhö*-dominant (RDS-D),
- *obstipations*-dominant (RDS-O) und
- gemischt beziehungsweise alternierend (RDS-M/RDS-A) sind.

Daneben existiert noch eine weitere Unterteilung: »ohne Subtyp«. Studien aus den USA dokumentieren, dass 30 Prozent der Bevölkerung, die Symptome aufweisen, einen Arzt aufsuchen und 80 Prozent dieser Patienten als Reizdarmtyp »RDS-D« diagnostiziert werden, folglich bei diesen Personen das Symptom Durchfall deutlich dominiert. Außerdem verdichten sich die Hinweise, dass eine Zahl an RDS-Patienten trotz negativer Testergebnisse im Allergietest – der einen Teil der Ausschlussdiagnose bildet – unter einer Nahrungsmittelallergie leidet und damit eine weitere Untergruppe von RDS-Patienten darstellt.

EINE BESSERE DIAGNOSTIK IST NOTWENDIG

Wegen der verschiedenen Diagnosekriterien sowie Reizdarmsubtypen, die das Krankheitsbild nicht wirklich präzise zu erfassen scheinen, sollten diese Kriterien dringend überholt und durch moderne Techniken der Stuhl- und Blutuntersuchung ergänzt werden.

Auch die Deutsche Morbus Crohn/Colitis ulcerosa Vereinigung (DCCV e. V.) hält – wie der Website der Vereinigung zu entnehmen ist – Reizdarm eher für eine Fehldiagnose und warnt, dass diese Diagnose andere Erkrankungen des Darms verschleiern könne. In einer Pressemitteilung erklärt die DCCV e. V.:

»Durchfall, Bauchkrämpfe, Blähungen: Wer mit diesen Klagen zum Arzt geht, erhält häufig die Diagnose Reizdarm. Der Begriff ist zum Modewort in der Medizin geworden. Dabei können die Beschwerden Anzeichen für eine schwerwiegende Krankheit sein, warnt die Deutsche Morbus Crohn/Colitis ulcerosa Vereinigung (DCCV). Die Symptome der mikroskopischen Kolitis,

DIE ROM-IV-KRITERIEN ZUR BESTIMMUNG DES REIZDARMSYNDROMS

SYMPTOME	Wiederkehrende Abdominalschmerzen durchschnittlich einmal pro Woche assoziiert mit mindestens einem der folgenden Faktoren: ▸ Stuhlentleerung ▸ Veränderung der Stuhlgewohnheiten ▸ Veränderung der Stuhlkonsistenz
DAUER	▸ Symptombeginn vor mehr als sechs Monaten ▸ Diagnosekriterien müssen über drei Monate erfüllt sein

einer wenig bekannten, aber zunehmend verbreiteten chronischen Darmerkrankung, sind den Symptomen des Reizdarmsyndroms sehr ähnlich. Ihr Leitsymptom ist wässriger Durchfall. ›Ein Reizdarm und die mikroskopische Kolitis lassen sich auf den ersten Blick kaum voneinander unterscheiden. Das ist ein großes Problem‹, sagt Prof. Dr. Ahmed Madisch, der mit der DCCV zusammenarbeitet. Einzig eine Darmspiegelung mit Entnahme von Gewebeproben bringe Klarheit. Doch diese werde noch zu selten gemacht. Der Gastroenterologe Madisch aus Hannover betont: ›Viele Patienten sind unterdiagnostiziert. Sie werden fälschlicherweise als Reizdarmpatienten behandelt und leiden weiter.‹«

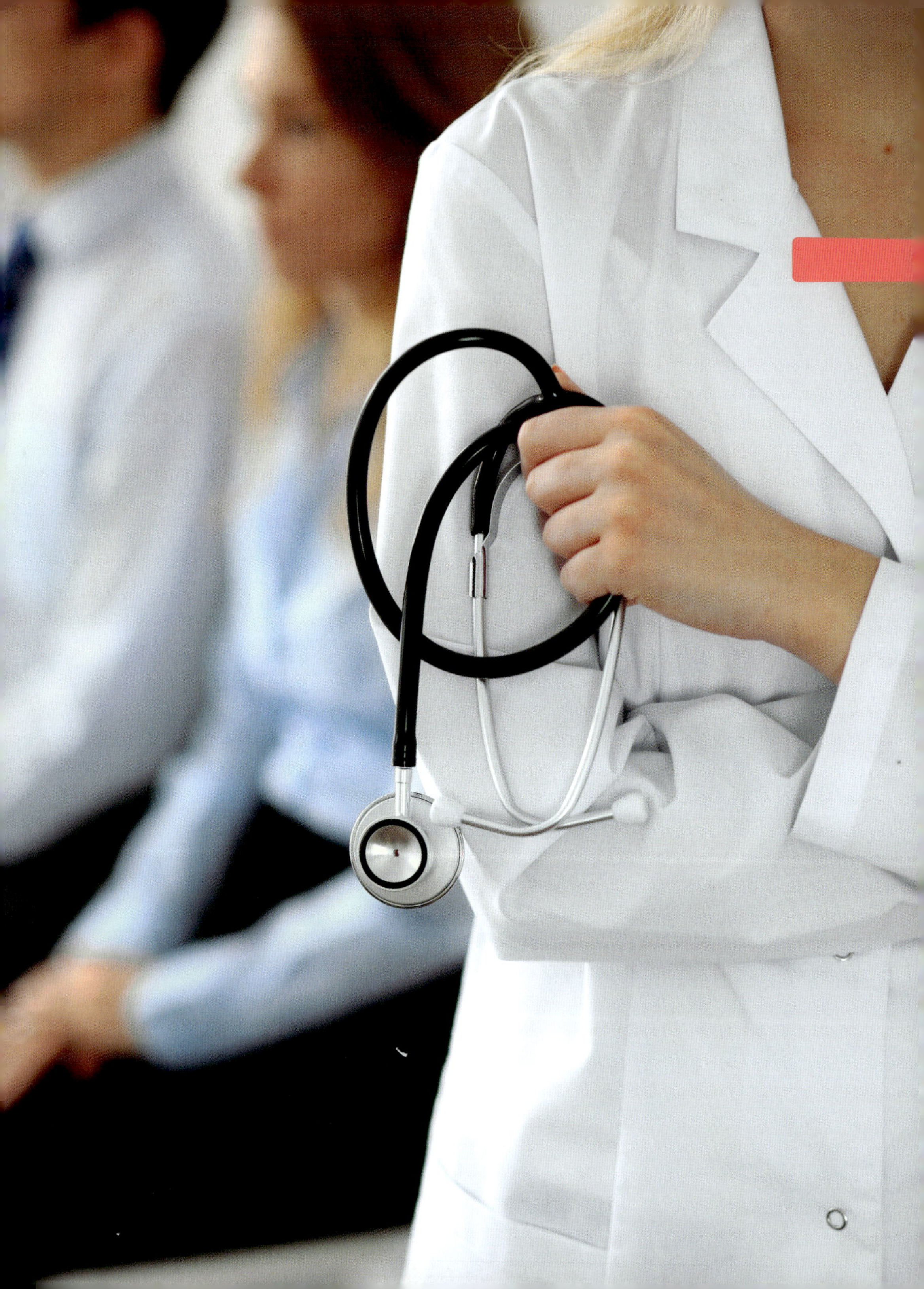

Kapitel 6

100 KRANKHEITEN, EINE URSACHE: LEAKY GUT

Die Wartezimmer der Arztpraxen sind voll. Millionen von Menschen leiden an rheumatischen Beschwerden, Verdauungsstörungen, Kopfschmerzen, chronischer Müdigkeit, Gewichtsproblemen. Sie fühlen sich schlapp und krank – und wissen doch nicht genau, warum: Es ist der durchlässige Darm, der diese Leiden verursachen kann!

AUSWIRKUNGEN AUF KÖRPER UND SEELE

Sie haben nun den Darm und seine großartige Leistungsfähigkeit ein Stück weit kennengelernt, genauso wie seine Fähigkeit, mit seinem hochaktiven *Mikrobiom*, also dieser »Multikulti-Schutztruppe« aus Bakterien auf seiner Oberflächenschleimhaut, seinem intelligenten Abwehrsystem in den Darmschleimhautzellen mit den *Lymphozyten* und unzähligen anderen Helfern der Abwehrarmada und seinem klugen und differenzierten Nervensystem – dem zweiten Gehirn sozusagen –, sich selbst und damit den gesamten Organismus vor Schlechtem zu bewahren und das Gute zu fördern: eine gesunde Verdauung mit der Aufnahme wertvoller Vitalstoffe, die den Zellen als Nahrung dienen und uns zu einem gesunden Menschen machen, und das auf geistiger, seelischer und körperlicher Ebene.

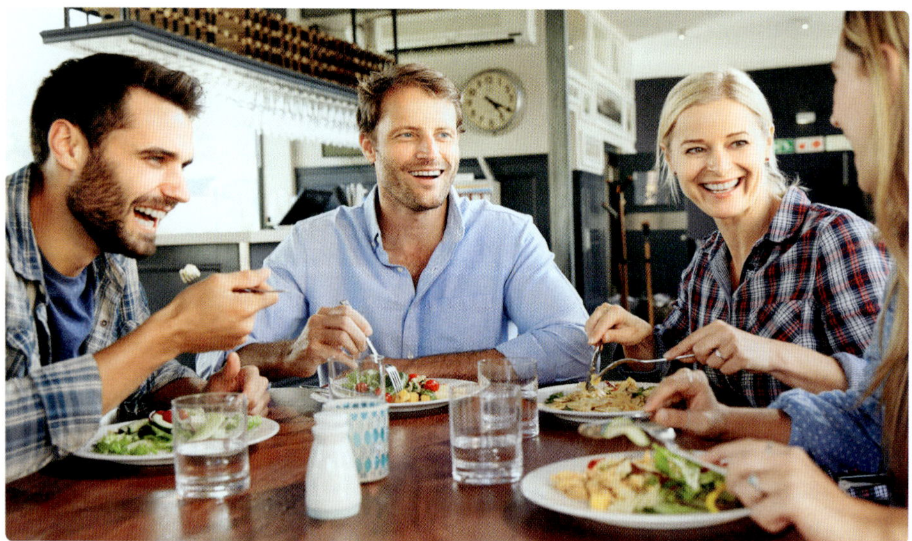

Sie ernähren sich gesund und bewusst? Das ist eine wichtige Voraussetzung für die Funktionstüchtigkeit des Systems Darm und für ein gutes und gesundes Leben.

Um die Gesundheit auf diesen drei Ebenen des Geistes, der Seele und des Körpers aufrechtzuerhalten, leistet der Darm Schwerstarbeit. Täglich durchlaufen ihn verschiedenste Nahrungsmittel, die er akribisch in ihre Grundbestandteile auftrennt – die Kohlenhydrate, Fette und Eiweiße. Täglich trennt er Unbrauchbares von Brauchbarem, resorbiert wertvolle Vitamine, Mineralien, Spurenelemente sowie die Grundbausteine der Aminosäuren, Zucker- und Fettmoleküle, transportiert Nichtverwertbares weiter in Richtung Darmausgang. Täglich bildet er ein mächtiges Bollwerk gegen Bakterien, Viren, Toxine und verhindert durch die Schutzmauer der Schleimschicht ihr Eindringen in den Organismus. Täglich stehen Millionen an Immunzellen der Darmwand bereit, um eine organisierte Verteidigungslinie aufzubauen und aufrechtzuerhalten, mit der sie nicht weniger als 80 Prozent des gesamten »Verteidigungshaushalts« des Körpers stellen: dem darmeigenen Immunsystem.

So wunderbar dieses System der Verdauung, der Aufnahme und Verwertung von Nahrung sowie der Abwehr von Schadstoffen funktioniert, so dramatisch ist es, wenn der Darm seinen Dienst versagt. Dies geschieht allermeistens nicht plötzlich und völlig unerwartet – es sei denn, der Darm wird von einer hochakuten Entzündung durch aggressive Erreger wie etwa dem Cholera-Bakterium *Vibrio cholerae* oder einer Lebensmittelvergiftung heimgesucht. Auch ein plötzlicher Darmverschluss, ein sogenannter *Ileus*, kann in wenigen Stunden, ja sogar Minuten zu einer dramatischen Darmschädigung führen – mit abrupter Drosselung oder Unterbrechung der Durchblutung und einem Absterben von Darmgewebe, ähnlich einem Infarkt im Herzen oder im Gehirn.

Nein, in den meisten Fällen ist eine Erkrankung des Darms ein schleichender, zunächst unbemerkter und sich langsam vollziehender Prozess, dessen Folgen sich in vielfältigen Beschwerden bemerkbar machen, die sich häufig nur schwer einordnen und an einen Verursacher oft zuallerletzt denken lassen: den Darm! Die Liste möglicher Erkrankungen, die auf das Konto eines erkrankten Darms gehen, haben Sie bereits ganz am Anfang des Buches kennengelernt:

- Blähungen, Verstopfung, Durchfall, Bauchschmerzen
- Nahrungsmittelunverträglichkeiten
- Chronische Gelenk- und Muskelschmerzen, rheumatische Beschwerden
- Chronische Darmentzündungen
- Migräne, Kopfschmerzen
- Depressive Verstimmungen, Ängste, Lustlosigkeit,
- Chronische Müdigkeit, Antriebslosigkeit, Erschöpfung bis hin zum Burn-out
- Konzentrationsschwäche, Gedächtnisstörungen, Leistungsabfall
- *Neurodermitis, Psoriasis, Ekzeme*
- Allergien, Autoimmunerkrankungen
- Geschwächtes Immunsystem mit wiederkehrenden Infekten
- Herz-Kreislauf-Erkrankungen
- Unerklärliches Übergewicht

Schaut man sich die Liste genau an, stellt man fest, dass im Grunde genommen jedes Leiden einem erkrankten Darm angelastet werden kann, sogar auch Krankheiten aus dem seelisch-geistigen Bereich, die man eigentlich zuallerletzt in Zusammenhang mit dem Verdauungssystem bringen wollte. So drängt sich quasi automatisch die Frage auf: Was, bitte schön, haben Depressionen mit dem Darm zu tun?

WAS HABEN DEPRESSIONEN MIT DEM DARM ZU TUN?

Das Gehirn und unsere Seele scheinen weit weg vom Darm zu sein – zunächst. Wie beschrieben, gibt es ein vegetatives Nervensystem, das sehr zuverlässig die »automatische« und »unbewusste« nervliche Seite unserer Organe steuert. So natürlich auch den Darm, der, Sie wissen es jetzt, immerhin mit einem Netzwerk von über 100 Millionen Nervenzellen an einer Art »Bauchhirn« beteiligt ist (siehe Seite 51). Zunächst, möchte man meinen, handelt es sich um Darmzellen, Immunzellen und ein paar Nervenzellen dazu, die in irgendeiner Weise unbewusst unseren Organismus steuern. Warum sollte dieses Gebilde an Körperzellen plötzlich Dimensionen annehmen, die uns in eine kranke Psyche steuern oder – positiv gedacht – zu geistigen Höchstleistungen und Freudenstürmen beflügeln kann?

Das für uns Unfassbare – und für die meisten Ärzte ebenfalls (noch) Unbegreifliche – ist tatsächlich die Kraft unseres Körpers, nahezu jeder Krankheit trotzen zu können, und zwar dank eines mächtigen Immunsystems und eines großartig funktionierenden und außerordentlich intelligenten »unbewussten« Nervensystems. Mit Sicherheit haben die Forscher und Wissenschaftler in ihren Studien zu diesen *enterischen* (Sie erinnern sich: Das Wort *enterisch* bedeutet »den Darm betreffend«), immunologischen, neuronalen und psychischen Zusammenhängen erst die »Spitze des Eisbergs« gesehen. Mit Sicherheit werden sich in zukünftigen Forschungsergebnissen wahre Wunder offenbaren, wie das harmonische Zusammenspiel der Körpersysteme unsere gesamte Lebenswelt steuert, Tag für Tag, Stunde für Stunde, Minute für Minute.

Vor drei, vier Jahrzehnten haben sich neugierige Wissenschaftler auf ein »Pioniergebiet« begeben, das die Ganzheitlichkeit dieser faszinierenden Körpersysteme entschlüsseln und nachvollziehbar machen soll, wie ein Nervensystem, ein Immunsystem, ein Verdauungssystem, ein Herz-Kreislauf-System und das Gehirn perfekt zusammenspielen – wie ein Sinfonieorchester, das in vollendeter Weise ein Werk eines großen Komponisten und Meisters aufführt. Alsbald war ein Name für diese ganzheitliche und fächerübergreifende Arbeit dieses Pioniergebietes geboren: Psychoneuroimmunologie.

PSYCHONEUROIMMUNOLOGIE: SCHULTERSCHLUSS VERSCHIEDENER WISSENSCHAFTEN

Die Strukturen, Funktionen und Prozesse des menschlichen Körpers als eine Einheit zu betrachten, ein Netzwerk, in dem alles ständig im Fluss und Austausch begriffen ist, war in der westlichen Forschung und Medizin lange Zeit nicht selbstverständlich. Vielmehr herrschte unter Neurologen, Psychologen, Immun- und Hormonspezialisten sowie Gastroenterologen (Magen-Darm-Fachärzten) die Überzeugung, weitgehend unabhängige Funktionskreise des Körpers zu behandeln, die nicht viel miteinander zu tun haben. So war der Psychotherapeut eben schwerpunktmäßig für das Seelen-

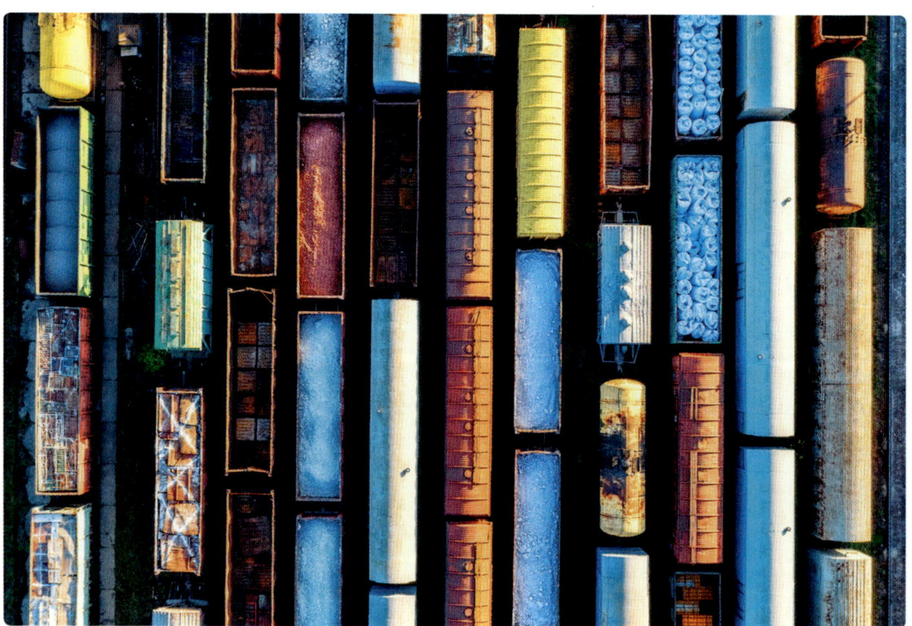

Nebeneinanderher statt miteinander – bei einem komplexen System wie dem menschlichen Körper führt das Verharren auf festen Bahnen nicht zum Erkenntnisziel.

wohl seiner Patienten zuständig, aber ob die Killerzellen im Blut reduziert oder bestimmte Hormone ins Ungleichgewicht geraten waren, interessierte ihn vordergründig nicht so sehr. Umgekehrt untersuchten Immunologen und Endokrinologen (Hormonspezialisten) zwar akribisch die Menge und die Zusammensetzung bestimmter Zellen und Moleküle, Neurologen maßen Nervenleitgeschwindigkeiten und Hirnströme, jedoch die Beeinflussung der Immunzellen und -botenstoffe, der Nervenzellen und Nervenbahnen durch die Seele hatte in ihrer diagnostischen und therapeutischen Arbeit keinen besonderen Stellenwert. Natürlich kannten die Mediziner und Wissenschaftler die alten Volksweisheiten »Kummer macht krank« oder »frisch Verliebte sind gegen alles gefeit und haben Schmetterlinge im Bauch«, sie spürten sicher auch intuitiv, dass viele chronische Leiden ihrer Patienten mit negativen Gefühlen und einem negativen Umfeld zusammenhängen mussten, doch erlaubte die Art und Weise, wie Medizin und Wissenschaft praktiziert wurde, ihnen nicht, über die Grenzen der eigenen Disziplin hinauszuschauen.

EINE VERHÄNGNISVOLLE AUFSPALTUNG

Die Spaltung von Körper, Geist und Seele hat ihre Wurzeln in der Geschichte der abendländischen Wissenschaft. Nachdem im 17. Jahrhundert das mystische, vom Glauben an höhere Mächte und an Gott geprägte Weltbild durch zunehmende naturwissenschaftliche und mathematische Erforschungen erschüttert wurde, kam es zu einer großen Verunsicherung: Einerseits bestand noch die Überzeugung, dass alles – Menschen, Tiere, Pflanzen, Wasser, Erde, Luft – von Gott geschaffen sei und durch ihn eine (unsterbliche) Seele erhalten habe. Andererseits kamen Gelehrte wie die Astronomen Nikolaus Kopernikus und Johannes Kepler sowie der Mathematiker und Physiker Galileo Galilei immer mehr mathematisch-logischen und physikalischen Zusammenhängen auf die Spur und erklärten unser Erdendasein als eine klaren naturwissenschaftlich nachvollziehbaren Gesetzen folgende Existenz.

Dies beschwor einen tiefen Konflikt herauf: zwischen der Religion als der Hüterin des Glaubens, des Nichtfassbaren, des Immateriellen einerseits und der Naturwissenschaft als der Verfechterin des Rationalen, des Materiellen, Mess- und Nachvollziehbaren auf der anderen Seite. Der Philosoph René Descartes, der als der Begründer des frühneuzeitlichen Rationalismus gilt, versuchte, den Konflikt zu lösen, indem er beiden Weltanschauungen einen Platz zuwies – allerdings getrennt voneinander in einem dualistischen, also zweigeteilten Denkprinzip, das die Vorstellung von einer wechselseitigen Beeinflussung dieser beiden Seiten, ja gar von einer Einheit nicht mehr zuließ. Der Graben war also gezogen: Auf der einen Seite befand sich die unsichtbare Seele, auf der anderen der sichtbare Körper. Die Unvereinbarkeit der beiden »Substanzen«, dem Geist (Seele) und der Materie (Körper), erlangte als »kartesischer« oder »kartesianischer Dualismus« historische Berühmtheit und sollte die Geschicke der Wissenschaft bis in unser Jahrhundert hinein lenken.

Vor diesem Hintergrund ist es auch nicht verwunderlich, dass nachfolgende große Gelehrte wie etwa Charles Darwin (1809–1882) in ihrem Denken ebenfalls einer Spaltung unterworfen waren. Nach der Überzeugung des britischen Naturforschers wurde unser individuelles Leben ausschließlich von den Erbfaktoren bestimmt. Die Existenz auf der Erde war für ihn demnach eine ganz und gar materielle Angelegenheit, nämlich die – zufällige – Mischung unserer Gene. Geistig-seelische oder gar göttliche Prozesse hatten hier nichts zu suchen. Die folgenden Generationen an Naturwissenschaftlern, Biologen, Biochemikern oder Genetikern übernahmen diese Anschauung, und auch die modernen Schulbücher der Biologie sind immer noch auf die Darwin'sche Lehre ausgerichtet. So schreibt etwa der Zellforscher Bruce Lipton: »Als traditionell rational und naturwissenschaftlicher denkender Biologe war für mich die Frage nach Gott überflüssig. Das Leben ist die Konsequenz reinen Zufalls, ein zufällig gemischtes Kartenspiel oder ein genetisches Würfeln.«

Erst seit wenigen Jahren finden in Medizin und Wissenschaft Veränderungen statt, die helfen, die Kluft zwischen dem »Geist-Seele-System« auf der einen und dem »Materie-Körper-System« auf der anderen Seite langsam zu überwinden. Was diesen erfreulichen, für uns Menschen so wichtigen Prozess in Gang gebracht hat, ist die Kooperation verschiedener Forschungsbereiche, die bisher – wie schon erwähnt – ziemlich abgeschottet voneinander arbeiteten und zwischen denen so gut wie kein Austausch stattfand. Die Psychoneuroimmunologie gehört zu diesen relativ neuen, interdisziplinären – fachgebietsübergreifenden – Arbeitsbereichen mit den größten Zukunftschancen, den hoffnungsvollsten Behandlungsansätzen für viele Krankheiten und den aufregendsten Erkenntnissen, wie wir unsere Selbstheilungskräfte in Gang bringen und unser Wohlbefinden bewahren können.

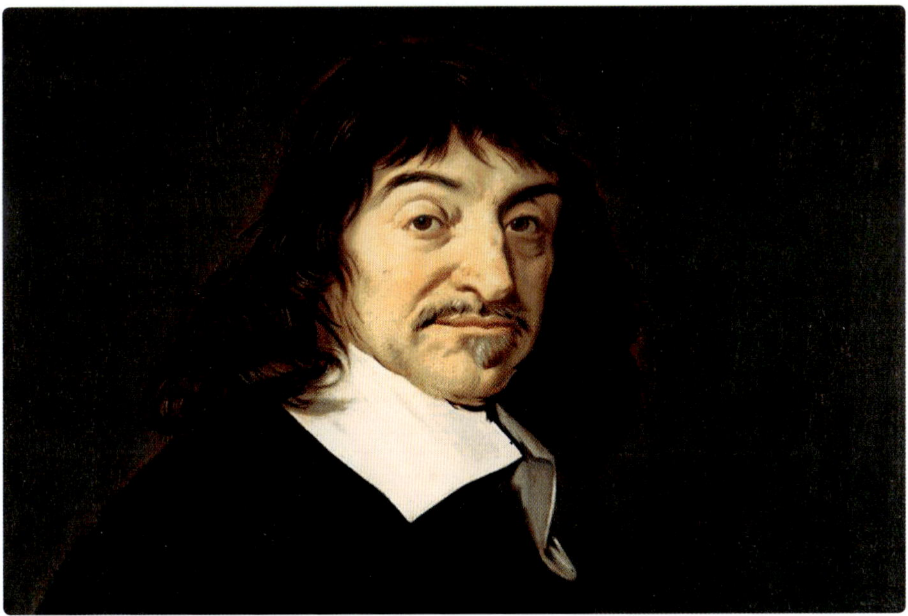

Der Philosoph, Mathematiker und Naturwissenschaftler René Descartes (1596–1650), der Begründer des kartesischen Dualismus

LANGSAMES UMDENKEN

Der ganzheitliche Ansatz der Körper-Seele-Geist-Einheit fristete bei uns lange Zeit ein Schattendasein und war, wenn überhaupt, den Naturheilverfahren sowie manchen alternativen Heilmethoden wie etwa der Homöopathie vorbehalten. Die Schulmedizin dagegen zeigte sich stark symptomorientiert – also am Zustand, am Erscheinungsbild einer Krankheit orientiert – und stellte diese enge Beziehung von Soma (griechisch: Körper) und Psyche (griechisch: Seele) nicht in den Vordergrund. Deshalb ist es auch nicht verwunderlich, dass vielen Ärzten, und damit natürlich auch Patienten, gar nicht bekannt war – und zum Teil immer noch nicht bekannt ist –, in welchem Ausmaß körperliche Störungen zu seelischen Beschwerden führen können und umgekehrt. Auch Einflüsse durch Ernährungsweise, Lebensgewohnheiten, Geisteshaltung und viele andere Faktoren wurden oft viel zu wenig berücksichtigt. Erst nach und nach fand und findet hier ein Umdenken statt, und die Psychoneuroimmunologie (PNI) gewinnt erfreulicherweise einen immer größeren Stellenwert.

WAS IST PSYCHONEUROIMMUNOLOGIE (PNI)?

Der komplizierte Fachbegriff wurde in den Achtzigerjahren des letzten Jahrhunderts von dem amerikanischen Psychiater und Psychologen Robert Ader aus Rochester geprägt. Die Worteinheit *psycho* stammt aus dem Griechischen und steht für die empirische Wissenschaft der Psychologie, die das seelische Erleben des Menschen beschreibt und erklärt. Mit dem lateinischen Wort *neuro* ist der Sammelbegriff der Neurowissenschaften abgekürzt, die sich der Erforschung des Nervensystems und des Gehirns widmen. Die Immunologie untersucht die biologischen, biochemischen und physikalischen Grundlagen sowie Funktionen der Körperabwehr. Alle drei Systeme spielen im Darm eine herausragende Rolle, was ihn tatsächlich zusammen mit seinem Mikrobiom zu einem Superorgan macht.

Mit dem speziellen Terminus hatte der Querdenker und Pionier Ader eine ganz neue Richtung wissenschaftlicher Forschung angestoßen, und in zahlreichen Labors und anderen Experimentierräumen begannen sich die Fragestellungen und Studiendesigns allmählich zu ändern. So tauchten plötzlich Fragen auf wie: Auf welche Weise werden Emotionen an das Immunsystem vermittelt? Wo befinden sich die »Schaltstellen« zwischen Gefühlen und Abwehrzellen? Welche biochemischen oder physikalischen Prozesse laufen dort ab? Wie sind die Moleküle beschaffen, die an der Interaktion von Gehirn und Immunsystem mitwirken?

Die Psychoneuroimmunologen der ersten Jahre waren oft vehementer Kritik, ja sogar regelrechten Anfeindungen ausgesetzt. Vor allem mussten sich die Anhänger der jungen Forschungsrichtung gegen den Vorwurf der Unwissenschaftlichkeit zur Wehr setzen. Die PNI-Gegner hielten es für unseriös, in den Molekülen unseres Körpers nach Emotionen, ja nach Geist und Seele forschen zu wollen.

Nachdem die Hürden des Anfangs genommen waren, schlossen sich immer mehr Forscher zusammen, um gemeinsam den Beweis anzutreten, dass ihre Denkrichtung stimmt und die Verbindung von Seele, Nerven, Hormonen und dem Immunsystem tatsächlich existiert. Mittlerweile gibt es zahlreiche Studien, die nach strengen wissenschaftlichen Kriterien durchgeführt wurden und diesen Zusammenhang eindeutig belegen. Auch zu den komplexen Zusammenhängen zwischen dem intelligenten Darmsystem als »Reich der Mitte« und seinen weitreichenden Verbindungen zu allen, wirklich allen Organen unseres Körpers wird rund um den Globus intensiv geforscht.

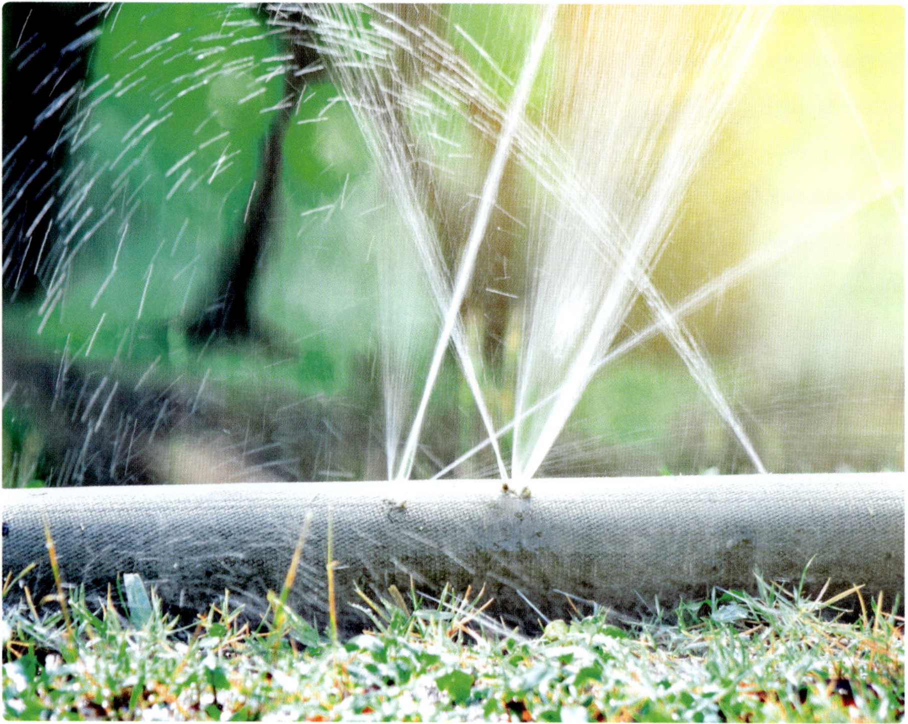

Wenn der Darm so »leckt«, gleicht die Arbeit des Immunsystems einer Sisyphusarbeit.

LEAKY-GUT-SYNDROM: DIE DRAMATISCHEN FOLGEN FÜR DEN KÖRPER

Leaky Gut muss sich nicht unmittelbar mit deutlichen Symptomen zeigen. Diese können sich schleichend aufbauen beziehungsweise entwickeln, was tatsächlich bei den meisten Patienten der Fall ist. Die gestörte Darmintegrität führt nach und nach zu einer chronischen Reizung des *gastrointestinalen* Immunsystems, was man sich am besten als einen schwelenden Entzündungsherd vorstellen kann, der den Körper permanent in Aufruhr versetzt. Die Durchlässigkeitsstörung der Darmwand löst eine Reihe von Vorgängen der Selbstregulierung im Immunsystem aus.

Diese Autoregulationsvorgänge sind der verzweifelte Versuch der Körperabwehr, der »brenzligen« Situation im Darm Herr zu werden und die Dauerentzündung zum Verschwinden zu bringen. Leider kommt dieser Heilungsversuch des Immunsystems einer Art Sisyphusarbeit gleich, denn kaum sind schädliche Eindringlinge dingfest gemacht, kommt schon wieder Nachschub an ungebetenen Gästen durch die lecken Stellen des Darms.

Es ist wie bei einem Rockkonzert, bei dem Horden von randalierenden Besuchern die Aufpasser und Kontrolleure praktisch überrollen und jede Menge Chaos anrichten. Das Chaos im Körper, das durch ein Leaky-Gut-Syndrom ausgelöst wird, äußerst sich in vielfältigen Beschwerden.

Mittlerweile liegen dazu zahlreiche Studien vor, die diese Zusammenhänge belegen. Auf der Website des Zentrums der Gesundheit, einem Portal, das sich der Information und Aufklärung zu Themen rund um Krankheit und Gesundheit widmet, wurden einige interessante Studien zusammengefasst, die sich mit Krankheiten in Verbindung mit dem Leaky-Gut-Syndrom beschäftigt haben.

WARNSIGNAL 1: BLÄHUNGEN, VERSTOPFUNG, DURCHFALL, BAUCHSCHMERZEN

Wichtige Auslöser für chronische Magen-Darm-Beschwerden sind sehr oft psychische Belastungen wie Nervosität, Angst, Sorgen, Hektik und Stress. Wie bereits beschrieben, gelangen über das *vegetative* Nervensystem Stressimpulse direkt zu Magen und Darm und bringen die Verdauungsfunktionen durcheinander. Auch Nahrungsmittelallergien oder Nahrungsmittelunverträglichkeiten, aber auch eine unausgeglichene Lebens- und Ernährungsweise erhöhen das Risiko für eine Verdauungsstörung sowie ein Leaky Gut, das wiederum einem »Reizdarm« mit all seinen Folgen wie Blähungen, Bauchschmerzen, Völlegefühl, Durchfall oder Verstopfung den Weg bereitet. Wie stark ein Leaky-Gut- und ein Reizdarmsyndrom Hand in Hand gehen, zeigen verschiedene Studien auf. Das Zentrum der Gesundheit zitiert dazu eine Studie, die schon vor etlichen Jahren solche Zusammenhänge untersuchte: »2006 veröffentlichten Forscher des *Nottingham University Hospitals* eine Studie, die sich dem Reizdarmsyndrom widmete. Die Wissenschaftler schlussfolgerten, dass ein Leaky-Gut-Syndrom bei Patienten mit Reizdarm regelmäßig vorhanden sei.«

WARNSIGNAL 2: NAHRUNGSMITTELUNVERTRÄGLICHKEITEN

Der Durchtritt von teilweise hochtoxischen Stoffen durch die brüchig gewordene Darmwand aktiviert – wie schon ausführlich beschrieben (siehe Seite 93f.) – in hohem Maße das Darmimmunsystem. Es sind vor allem B-Zellen, T-Zellen und die sogenannten natürlichen Killerzellen an der Immunreaktion beteiligt. Sie bekämpfen die aufgenommenen Stoffe und rufen mit dieser Abwehrreaktion eine allgemeine Entzündung der Darmschleimhaut hervor, die zu einer chronischen Darmreizung mit Durchfällen, Übelkeit und Bauchschmerzen führen kann. Zum anderen gibt es Hinweise, dass die übermäßige Immunreaktion beim Leaky-Gut-Syndrom auch Nahrungsmittelunverträglichkeiten Vorschub leistet. Das liegt unter anderem daran, dass das Immunsystem sich auch gegen Nahrungsbestandteile richten kann, diese als feindlich einstuft und bekämpft. Wissenschaftler vermuten ganz starke Zusammenhänge zwischen Nahrungsmittelunverträglichkeiten, einer Durchlässigkeitsstörung der Darmwand und vielen Autoimmunerkrankungen wie zum Beispiel der *Neurodermitis* (siehe weiter unten). Das Zentrum der Gesundheit nennt folgende Studie im Zusammenhang mit der Nahrungsmittelunverträglichkeit *Zöliakie*: »2009 schrieben Forscher der University of Maryland School of Medicine, Baltimore, dass nicht nur genetische und umweltbedingte Faktoren bei der Entstehung von Diabetes Typ 1 und Zöliakie eine wichtige Rolle spielen, sondern auch das Leaky-Gut-Syndrom. Die Beweislage verdichte sich immer mehr, dass eine erhöhte Durchlässigkeit der Darmschleimhaut bei der Entwicklung vieler Autoimmunerkrankungen einen Schlüsselfaktor darstelle.«

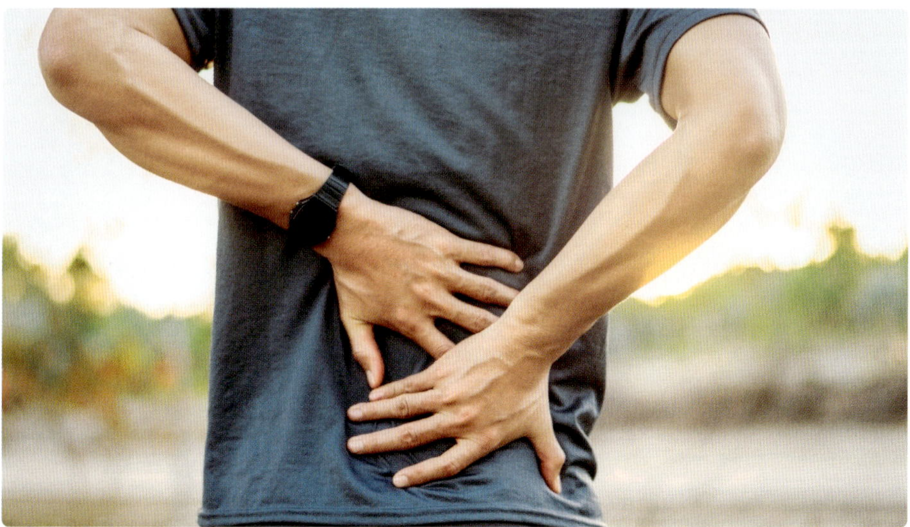

Rheumatische Beschwerden in den Gelenken stehen in Zusammenhang mit Leaky Gut.

WARNSIGNAL 3: CHRONISCHE GELENK- UND MUSKELSCHMERZEN, RHEUMATISCHE BESCHWERDEN

Beschwerden aus dem sogenannten rheumatischen Formenkreis sind stark verbreitet und ausgesprochen vielgestaltig. Unter dem Begriff *Rheuma* werden die verschiedensten Beschwerden und Erkrankungen an den Gelenken und an der Wirbelsäule zusammengefasst. Neben der chronischen Polyarthritis gehört auch der *Morbus Bechterew* – ein chronisches Rückenleiden – zum rheumatischen Formenkreis. Außerdem bezeichnet man als Rheumatismus alle Gelenkbeschwerden, die in Begleitung oder als Folge von Infektionskrankheiten wie zum Beispiel einem grippalen Infekt auftreten. Rheumakranke haben ziehende, reißende oder stechende Schmerzen im Bereich von Gelenken, Sehnen und Muskeln. Wie eine Art Muskelkater fühlen sich die

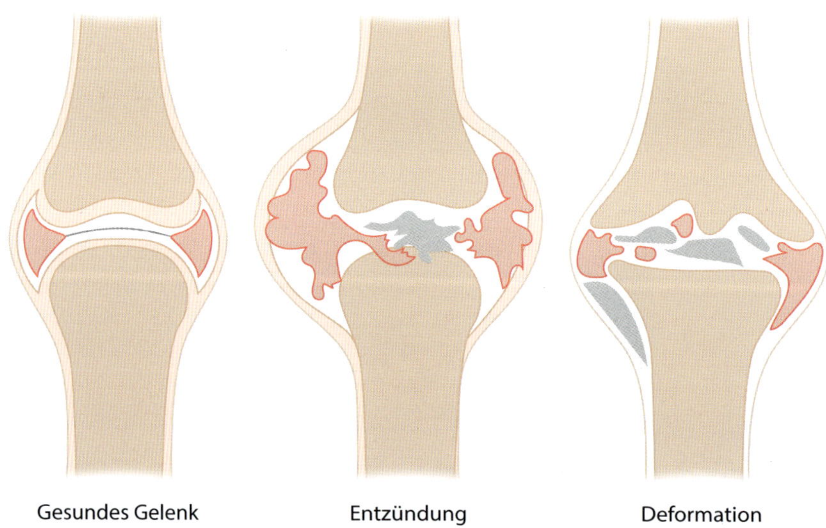

Auch bei rheumatischen Entzündungen spielt das Leaky-Gut-Syndrom meist eine Rolle.

Beschwerden an, die auch von einem Gelenk zum anderen wandern können. Vor allem morgens tritt ein Steifigkeitsgefühl auf. Es kann zu sogenannten Rheumaknoten kommen, zu Bewegungseinschränkungen, Gelenkdeformierungen, Müdigkeit und Abgeschlagenheit. Rheumatische Leiden werden neben anderen Erkrankungen den Autoimmunerkrankungen zugeordnet, die wiederum in engem Zusammenhang mit einem Leaky-Gut-Syndrom stehen. »Schon Mitte der 1980er-Jahre erklärten Smith et al. im *Journal of Rheumatology*, dass Patienten mit Morbus Bechterew ebenso wie jene mit rheumatoider Arthritis eine im Vergleich zur Kontrollgruppe signifikant erhöhte Durchlässigkeit der Darmschleimhaut aufweisen«, schreibt das Zentrum der Gesundheit.

WARNSIGNAL 4: MIGRÄNE, KOPFSCHMERZEN

Migräne ist eine Krankheit, die gehäuft bei Frauen im Alter zwischen 25 und 50 Jahren auftritt. Doch auch Kinder können von Migräne betroffen sein, wobei sie dann häufiger Jungen befällt. Die Ursachen sind immer noch nicht ganz geklärt. Es gibt aber Zusammenhänge mit bestimmten hormonellen Faktoren sowie der Unverträglichkeit von Nahrungsmitteln – und einer chronischen Darmreizung mit erhöhter Empfindlichkeit der Darmschleimhaut sowie Anfälligkeit für Barrierestörungen. »Im Journal *Frontiers in Neurology* schrieben 2014 niederländische Forscher in einem ausführlichen Review über die Zusammenhänge zwischen Migräne (oder chronischem Kopfschmerz) und der Darmgesundheit. Migräne tritt demzufolge besonders häufig bei Menschen auf, deren Darmschleimhaut angeschlagen ist. Wer beispielsweise an Migräne leidet, ist gleichzeitig oft auch Betroffener des Reizdarmsyndroms, chronisch entzündlicher Darmerkrankungen oder der Zöliakie. Ja, es genügt schon, wenn die stillende Mutter Migränepatientin ist. Beim Kind treten dann verstärkt Koliken auf. Oft leiden die Kinder aber selbst bereits schon an Migräne. Als Ursache wird eine erhöhte Durchlässigkeit der

Darmschleimhaut (Leaky-Gut-Syndrom) in Verbindung mit entzündlichen Reaktionen vermutet«, so die Webseite vom Zentrum der Gesundheit.

WARNSIGNAL 5: DEPRESSIVE VERSTIMMUNGEN, ÄNGSTE

Depressive Verstimmungen haben viele verschiedene Ursachen. Zum einen ist die Neigung zu Depressionen erblich bedingt, zum anderen können zahlreiche seelische und auch körperliche Probleme Depressionen auslösen, wie zum Beispiel Überarbeitung, Stress, Konflikte in der Familie, Trennung, Scheidung, berufliche Sorgen, chronische Krankheiten oder chronische Schmerzen wie Migräne oder Rückenleiden.

Wie schon weiter oben beschrieben, stehen Depressionen auch in Zusammenhang mit einem Leaky-Gut-Syndrom. So veröffentlichten im Jahr 2011 Wissenschaftler eine Untersuchung zu Darmstörungen und Depressionen in der Fachzeitschrift *Neuro endocrinological letters* mit einem interessanten Ergebnis: Es sei nach Ansicht der Forscher erwiesen, dass Depressionen mit ihren charakteristischen Merkmalen von melancholischer Verstimmung, Ängsten, Sorgen, Bedrücktheit und vielfältigen körperlichen Symptomen Ausdruck einer chronischen Entzündungsreaktion sind, die sich auf Zellebene abspielt und zu erheblichem oxidativen Stress führt. Neben verschiedenen anderen Erkrankungen spielten Verdauungsstörungen wie entzündliche Darmerkrankungen, das Reizdarmsyndrom und das Leaky-Gut-Syndrom eine besondere Rolle.

Prägend für eine depressive Verstimmung ist ein Gefühl von Kraftlosigkeit, Schwermut, Traurigkeit, fehlendem Antrieb, Mutlosigkeit, mangelndem Selbstvertrauen und manchmal auch starker Gereiztheit und Übererregtheit. Es kommt in einigen Fällen zur sogenannten *Hyperaktivität* (übersteigerten Aktivität). Außerdem können körperliche Probleme wie Verdauungsstörungen, Kopfweh und Rückenschmerzen hinzukommen – und, wie gesagt, die körperlichen Faktoren wie Probleme mit der Verdauung können einer Depression Vorschub leisten.

WARNSIGNAL 6: CHRONISCHE MÜDIGKEIT, ANTRIEBSLOSIGKEIT, ERSCHÖPFUNG BIS HIN ZUM BURN-OUT

»2007 schrieben belgische Wissenschaftler, dass das chronische Müdigkeitssyndrom (CFS) stets von immunologischen Störungen begleitet wird, die höchstwahrscheinlich vom ebenfalls vorhandenen Leaky-Gut-Syndrom verursacht werden. Sie rieten daraufhin, Menschen mit CFS immer auch eine Therapie zur Regeneration der durchlässigen Darmschleimhaut angedeihen zu lassen«, erklärt die Webseite Zentrum der Gesundheit.

Chronic Fatigue Syndrome

Das chronische Müdigkeitssyndrom wird auch als *Chronic Fatigue Syndrome* und manchmal als CFIDS = *chronic fatigue immune deficiency syndrome* oder CES = chronisches Erschöpfungssyndrom bezeichnet. Dieses Syndrom tritt bevorzugt im mittleren Lebensalter zwischen 20 und 50 Jahren auf und ist durch eine fortschreitende Erschöpfung und Abnahme der Leistungsfähigkeit gekennzeichnet, die mehrere Monate oder sogar Jahre andauern kann. Wissenschaftliche Untersuchungen haben gezeigt, dass das CFS sehr oft im Anschluss an ausgeprägte Infektionskrankheiten (zum Beispiel das Pfeiffer'sche Drüsenfieber mit Epstein-Barr-Viren) auftritt, die das Immunsystem überfordern und langfristig fehlregulieren. Der Zusammenhang mit einer Überforderung oder gar Erschöpfung des Immunsystems im Darm liegt hier nahe. Aus diesem Grund beschreiben Menschen mit Leaky-Gut-Syndrom und einer damit verbundenen Dauerreizung im Darm eine permanente Müdigkeit und ein Erschöpfungsgefühl als ein zwar unspezifisches, aber herausragendes Beschwerdebild.

DARAN ERKENNEN SIE DAS CHRONIC FATIGUE SYNDROME

- Das Chronic Fatigue Syndrome tritt in Zusammenhang mit immunologischen Problemen und besonders gravierenden Verläufen von Virusinfektionen auf.
- Die Patienten sind vor allem von schwerer Müdigkeit sowie einem chronischen Leistungsverlust betroffen, der Monate bis Jahre anhalten kann. Sie sind manchmal jahrelang arbeitsunfähig bis hin zur vollständigen Berufsunfähigkeit.
- Typische Symptome sind Muskel- und Gelenkschmerzen, Nervenschmerzen, Halsschmerzen, Lymphknotenschwellungen, Kopfschmerzen, Fieber, Hitzewallungen, Schlafstörungen.
- Typische Begleiterscheinungen sind außerdem Konzentrationsstörungen, Nervosität, Reizbarkeit, Vergesslichkeit, Schmerzen, Verdauungsstörungen.

Burn-out-Syndrom

Der Begriff stammt aus dem Englischen und heißt so viel wie »ausgebrannt sein«. In der Tat ist das Burn-out-Syndrom das Endresultat von lang anhaltendem Stress und extremer körperlicher und seelischer Überlastung mit vielfältigen Beschwerden und Befindlichkeitsstörungen. So kann man das Burn-out-Syndrom auch als Folgeerkrankung eines lange bestehenden Stresszustands bezeichnen, der sich auch vehement im Darm abspielt. Menschen mit hohem Leistungsanspruch und großem Idealismus sind besonders gefährdet, am Burn-out-Syndrom zu erkranken. Außerdem haben Stressforscher herausgefunden, dass mangelnde Selbstbestimmung, zum Beispiel in der Strukturierung der Aufgaben und Tagesabläufe, sowie mangelnde Anerkennung für die Arbeit das Risiko erhöhen. Patienten, die unter diesem Syndrom leiden, sind permanent abgeschlagen und müde. Sie leiden unter ausgeprägten Schlafstörungen mit folgender Unruhe, Gereiztheit, Konzentrationsmangel, Wahrnehmungsstörungen und Vergesslichkeit. Typisch sind auch häufige depressive Verstimmungen, Antriebslosigkeit und eine starke Erschöpfung, die sich bis zum totalen Zusammenbruch steigern kann. Darüber hinaus treten wie beim chronischen Müdigkeitssyndrom vielfältige körperliche Beschwerden wie Kopfweh, Rückenschmerzen oder Verdauungsstörungen auf, oft aber in verstärkter Form. Wenn das Syndrom nicht behandelt wird, drohen Risikoerkrankungen wie Bluthochdruck, Herzinfarkt oder eine ausgeprägte Immunschwäche mit Neigung zu schweren Infektionskrankheiten.

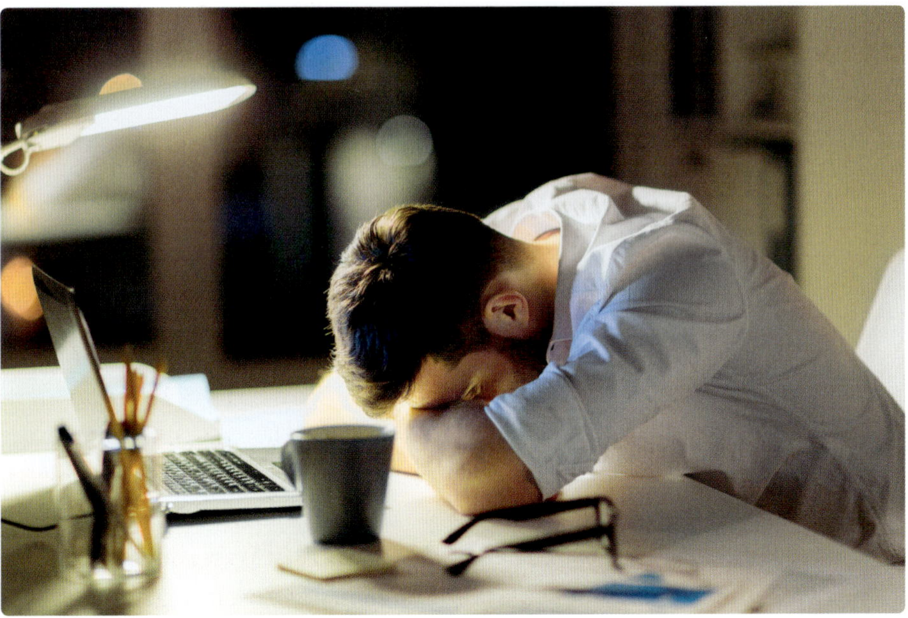

Ermüdenden Stress oder eine schwere Infektion überstanden und Monate danach immer noch nicht fit? Burn-out oder CFS können dahinterstecken.

DARAN ERKENNEN SIE DAS BURN-OUT-SYNDROM

- Das Burn-out-Syndrom ist die Folge lang anhaltender körperlicher und seelischer Überlastung.
- Patienten mit Burn-out-Syndrom sind definitiv krank und benötigen eine konsequente, langfristige medizinische und psychologische Behandlung.
- Ein Urlaub oder eine anderweitige vorübergehende Auszeit reichen zur Therapie des Burn-out-Syndroms nicht aus.
- Ein besonders hohes Risiko haben ehrgeizige, idealistische Menschen mit Neigung zum Perfektionismus. Sie bürden sich zu viel auf und kennen ihre Grenzen nicht. Außerdem mangelt es ihnen oft an Stressbewältigungsstrategien.
- Es besteht das Risiko der »Irreversibilität«, das heißt im fortgeschrittenen Stadium erweisen sich therapeutische Maßnahmen zunehmend als wirkungslos.

WARNSIGNAL 7: KONZENTRATIONSSCHWÄCHE, GEDÄCHTNISSTÖRUNGEN, LEISTUNGSABFALL

Wenn man bedenkt, wie eng das Kopf- und das Bauchhirn miteinander verknüpft sind und wie intensiv die Kommunikation zwischen den beiden Nervenzentren funktioniert, ist es nicht verwunderlich, dass Einschränkungen im Bauchhirn auch zu Funktionsbeeinträchtigungen im Kopfhirn mit Problemen wie Konzentrations-, Denk- und Gedächtnisschwäche einhergehen können. Jeder kennt das Gefühl, bei Bauchschmerzen, Übelkeit, Unwohlsein und sonstigen Verdauungs- und Befindlichkeitsstörungen wie gelähmt zu sein, sich schlapp zu fühlen und sich auf nichts mehr konzentrieren zu können. Die Probleme im Bauch fordern die ganze Aufmerksamkeit. Zahlreiche Studien haben ergeben, dass Schüler oder Studenten, die häufig mit Verdauungsstörungen zu tun haben, wie sie etwa durch ein Leaky-Gut-Syndrom ausgelöst werden, weniger leistungsfähig sind und in Tests schlechter abschneiden.

Manche Wissenschaftler bringen sogar neurodegenerative Erkrankungen, bei denen die Nerven zunehmend ihre Funktion verlieren, wie die Alzheimer-Erkrankung mit Darmstörungen in Verbindung. Die Alzheimer-Erkrankung geht mit teils ausgeprägten kognitiven Störungen und vor allem einem schleichenden Verlust des Gedächtnisses einher. Im Jahr 2016 haben chinesische Wissenschaftler eine Studie veröffentlicht, in der Zusammenhänge zwischen dem *Darmmikrobion* und der Gehirnfunktion untersucht wurden. Die Forscher kamen zu dem Ergebnis, dass eine erhöhte Durchlässigkeit der Darmwand, wie sie beim Leaky Gut vorliegt, sowie eine Durchlässigkeit der Blut-Hirn-Schranke durch eine Störung des *Darmmikrobioms* hervorgerufen werden und zu neurodegenerativen Erkrankungen führen können. Denn über die Barrierestörung könnten sich krank machende Mikroorganismen, die von einer gesunden Darmflora bestens in Schach gehalten werden, im Organismus ausbreiten und in den neuronalen Gewebestrukturen des Gehirns Schaden anrichten.

»Die Ergebnisse legen den Schluss nahe, dass die Alzheimer-Erkrankung im Darm beginnen kann und dass sie in enger Verbindung mit einem Ungleichgewicht im Darmmikrobiom steht«, so das Resümee der Forscher. Eine Veränderung des *Darmmikrobioms* durch eine individuell zugeschnittene Diät und eine Zufuhr nützlicher Bakterien könnte ihrer Ansicht nach eine neue Behandlung der Alzheimer-Erkrankung sein.

WARNSIGNAL 8: EKZEME, NEURODERMITIS, PSORIASIS

»2004 schrieben Forscher im *Journal of Pediatrics*, dass bei *Neurodermitis* vermutlich eine erhöhte Durchlässigkeit der Darmschleimhaut am Krankheitsgeschehen beteiligt ist. Sie gaben in einer doppelblinden und Placebo-kontrollierten Studie 41 Kindern über 6 Wochen hinweg ein Probiotikum mit L. rhamnosus und L. reuteri und stellten fest, dass nach Ablauf der 6 Wochen nicht nur die Darmschleimhaut wieder gesünder war, sondern dass sich auch die Hautekzeme deutlich verbesserten.« So wurde vom Zentrum der Gesundheit eine wissenschaftliche Studie – bei der die Teilnehmer (Wissenschaftler und Probanden) nicht wussten, wer ein wirksames Mittel bekommt und welche der zweigeteilten Gruppe nur eine Tablette ohne Wirkstoffe (Placebo) bekommt – zu einer der häufigsten Erkrankungen dieser Zeit zitiert, der Neurodermitis.

Neurodermitis

Schätzungsweise 15 bis 30 Prozent der Bevölkerung in den westlichen Industrieländern sind von diesem Hautleiden betroffen. Die Neurodermitis wird von den Hautärzten zu den allergischen Krankheiten gezählt. Neurodermitiker leiden besonders häufig unter Allergien gegen die verschiedensten Stoffe, vor allem aber gegen Lebensmittel. Auch in den Familien der Betroffenen kommen gehäuft allergische Krankheiten wie Heuschnupfen oder Asthma bronchiale vor.

Die Neurodermitis – die auch noch *endogenes Ekzem* oder *atopische Dermatitis* genannt wird – ist eine chronische, meist in Schüben verlaufende Hautkrankheit. Häufig beginnt sie etwa mit dem dritten Lebensmonat als sogenannter Milchschorf: Die Wangenhaut des Babys ist trocken und gerötet, dann bilden sich Bläschen, die Haut nässt und anschließend entstehen Krusten. Die Veränderungen können sich auf Stirn, Kopfhaut und den übrigen Körper ausbreiten. An Armen und Beinen sind bevorzugt die Innenseiten der Handgelenke, Ellbogen und Knie betroffen. In späterem Alter gehen die nässenden Ekzeme und Bläschen oft zurück. Die Haut wird insgesamt trockener, dafür bilden sich kleine Knötchen. In der folgenden Zeit wird die Haut häufig immer schuppiger und rissiger und verwandelt sich an manchen Stellen in derbe Schwielen.

Am quälendsten ist für Kinder wie auch Erwachsene der starke Juckreiz. Dieser tritt häufig attackenartig auf und kann vor allem in der Nacht zur unerträglichen Belastung werden. In dem Versuch, den Juckreiz durch Kratzen zu stillen, kommt es häufig zu Entzündungen und Infektionen, das heißt, die sowieso schon stark angegriffene Haut wird zusätzlich irritiert.

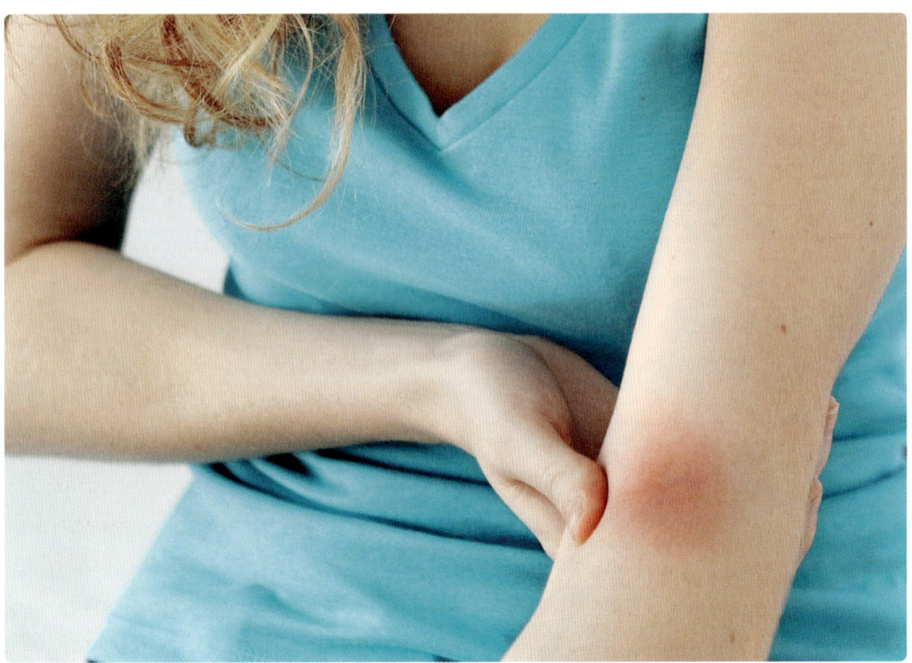

Leichte Hautirritationen oder chronische Erkrankungen wie Neurodermitis haben eine Mit-Ursache im Darm.

Ekzeme

Unter dem Oberbegriff *Ekzeme* werden in der Dermatologie viele verschiedene Hautveränderungen zusammengefasst. Im Allgemeinen handelt es sich allerdings um chronische, das heißt länger bestehende Hautleiden. Zur besseren Unterscheidung nennen die Hautärzte akute Hautprobleme »Dermatitis«.

Ekzeme können sich in einer Vielzahl ganz unterschiedlicher Erscheinungsformen äußern und praktisch an jeder Stelle des Körpers auftreten. Es gibt trockene, nässende, juckende und schuppende Ekzeme oder solche, die sich mit Krusten, Schwielen, Rötungen, Rissen oder kleinen Knötchen und Bläschen äußern. Genauso facettenreich sind auch die Ursachen: Allergien, Infekte, aber auch Durchblutungsstörungen, Waschmittelrückstände, Schadstoffe, Strahlen, Medikamente und vieles mehr können ein Ekzem auf der Haut hervorrufen. Darüber hinaus haben auch psychische Komponenten einen starken Einfluss auf ihre Entstehung. Hier besteht ganz im psychoneuroimmunologischen Sinne eine sehr enge Wechselwirkung: Als »Spiegel der Seele« erkrankt die Haut häufig, wenn psychische Probleme vorliegen. Aber auch umgekehrt stellen dann die Hautbeschwerden zumeist zusätzlich eine starke seelische Belastung dar.

Ob und in welchem Ausmaß die Haut durch Ekzembildung krankhaft reagiert, hängt stark von der individuellen Veranlagung ab. Dabei spielt auch der Hauttyp eine große Rolle. In manchen Fällen kann der Hautarzt schnell erkennen, welche Ursache sich hinter dem Ekzem verbirgt – etwa bei einem Kontaktekzem, das durch eine Nickelunverträglichkeit entsteht und dann durch nickelhaltigen Modeschmuck hervorgerufen wird. Oft gestaltet sich die Suche nach dem Auslöser aber als außerordentlich schwierig, zum Beispiel bei einer Nahrungsmittelunverträglichkeit. Nahrungsmittelunverträglichkeiten gehören zu den häufigsten Verursachern von Ekzemen, womit wir wieder im Darm und im Speziellen bei der krankhaften Durchlässigkeit der Darmwand angelangt wären – dem Leaky-Gut-Syndrom.

Psoriasis

Eine im Mai 2018 in der Fachzeitschrift *Clinical Dermatology* veröffentlichte Studie titelt mit der Frage »Ist Psoriasis eine Darmkrankheit?« und beantwortet diese Frage dann selbst: »Die erfolgreiche Behandlung mit Gallensäuren und Bioflavonoiden legt die Vermutung nahe, dass sie es ist.« Wissenschaftler von der Davis School of Medicine der Universität von Kalifornien haben herausgefunden, dass das *Mikrobiom* von Patienten mit Psoriasis dem von Menschen mit einer Alkoholkrankheit ähnelt. Bei beiden Personengruppen sei ein Verlust der Bakterienvielfalt im Darm und ein Überhandnehmen schädlicher Bakterien festgestellt worden. Tatsächlich leiden Patienten mit Psoriasis häufiger an Leberkrankheiten und einem Mangel an Gallensäuren. Nach Ansicht der Forscher sei die Psoriasis deshalb eine Krankheit, die durch ein Leaky-Gut-Syndrom gekennzeichnet sei und zu einer Überflutung des Körpers mit *Endotoxinen* führe. Diese *Endotoxine* – bakterielle Abfallstoffe, die als *Peptidoglycane* bezeichnet werden – würden vom Darm absorbiert und hätten einen direkten toxischen Effekt auf die Leber und die Haut. Diese Absorption von schädlichen Substanzen müsse unterbunden werden, um eine Psoriasis erfolgreich zu behandeln, ist das kalifornische Wissenschaftsteam überzeugt. *Bioflavonoide*, also bioaktive Pflanzenwirkstoffe, könnten der Absorption vorbeugen, oral zugeführte Gallensäuren die *Endotoxine* noch im Darm aufbrechen und unschädlich machen.

WAS IST PSORIASIS GENAU?

Die Psoriasis wird auch Schuppenflechte genannt. Die Bezeichnung *Psoriasis* leitet sich von dem griechischen Wort *psao* ab, was »ich kratze« heißt und verdeutlicht, dass auch diese chronische Hauterkrankung wie die Neurodermitis mit Juckreiz verbunden ist. Die Psoriasis ist erblich mitbedingt, das heißt, es besteht ein erhöhtes Risiko zu erkranken, wenn in der Familie Psoriasis bereits vorkommt.

Die Schuppenflechte gehört zu einer der häufigen Hautkrankheiten. Ungefähr drei bis fünf Prozent der Bevölkerung sind betroffen. Meist entwickelt sich die Krankheit erst im Teenager- oder jungen Erwachsenenalter; Säuglinge und Kleinkinder sind selten betroffen. Ein weiterer Höhepunkt der Erkrankungswahrscheinlichkeit besteht im Alter von 40 bis 50 Jahren. Genauso wie die Neurodermitis verläuft die Psoriasis bei jedem Betroffenen unterschiedlich und zumeist in Schüben. Zeiten besserer Hautbeschaffenheit wechseln sich mit Zeiten eines schlechteren Hautzustands ab.

WARNSIGNAL 9: ALLERGIEN, AUTOIMMUNERKRANKUNGEN

Wissenschaftler schätzen, dass in Deutschland etwa 20 Millionen Menschen von Allergien betroffen sind – Tendenz steigend. Die Ursachen sind vielfältig. Mit Sicherheit spielen Umweltfaktoren eine große Rolle. Schadstoffe in Luft, Wasser, Boden und nicht zuletzt in unserer Nahrung irritieren das Immunsystem, reizen Haut, Schleimhäute und Atemwege und bereiten so Allergien den Weg. Genetische Allergiefaktoren werden vererbt.

Aber auch seelische Faktoren scheinen auf allergische Prozesse direkten Einfluss zu nehmen und diese häufig zu verstärken. So beobachten Allergologen immer wieder, dass allergische Reaktionen bei ihren Patienten an Heftigkeit zunehmen, wenn diese besonderen psychischen Belastungen ausgesetzt sind.

Wie Sie auf Seite 82f. bereits gelesen haben, versteht man unter einer Allergie eine Überempfindlichkeit des Körpers auf bestimmte Stoffe, sogenannte *Allergene*. Das können die verschiedensten Substanzen sein – Gräser- und Blütenpollen, Hausstaubmilben, Schimmelpilze, Medikamente, Nahrungsbestandteile, Tierhaare und vieles mehr. In der Erkennung und Abwehr dieser »Fremdstoffe« schießt das Immunsystem über das Ziel hinaus, und es kommt zu den typischen allergischen Reaktionen. Wenn der Organismus einmal auf ein *Allergen* »aufmerksam« geworden ist, reagiert er bei jedem weiteren Kontakt mit zunehmend heftigeren Krankheitserscheinungen. Dabei spielt es absolut keine Rolle, in welcher Menge der allergieauslösende Stoff vorhanden ist; es genügen schon kleinste Spuren, um Fließschnupfen, tränende Augen, Hautstörungen, Husten oder gar einen Asthmaanfall zu verursachen.

Allergien gehören zu den Autoimmunkrankheiten. Diese wiederum stehen in engem Zusammenhang mit der Durchlässigkeitsstörung des Darms, wie Sie in diesem Buch schon in mehreren Passagen erfahren haben.

Das schon auf Seite 127 erwähnte Forscherteam von der School of Medicine der University of Maryland in Baltimore hat sich intensiv mit Autoimmunkrankheiten in Verbindung mit dem Leaky-Gut-Syndrom beschäftigt. In der Studienzusammenfassung, die 2012 in der Fachzeitschrift *Clinical Reviews in Allergy & Immunology* veröffentlich wurde, führt der Autor Alessio Fasano aus, dass Autoimmunerkrankungen von einem Gewebeschaden sowie einem Funktionsverlust gekennzeichnet seien, die auf das Konto einer fehlgeleiteten Immunantwort gingen, die sich direkt gegen ein bestimmtes Organ richtet.

Viele andere Forschergruppen weltweit sehen in der gravierenden Zunahme von Autoimmunerkrankungen ebenfalls die Folge einer Barrierestörung im Darm und eines Leaky Gut.

WARNSIGNAL 10: GESCHWÄCHTES IMMUNSYSTEM MIT WIEDERKEHRENDEN INFEKTEN

Es kann viele Gründe für eine Abwehrschwäche und eine erhöhte Infektanfälligkeit geben. Vor allem die veränderten Umweltbedingungen – hohe Schadstoffkonzentrationen in Luft, Wasser und Boden, chemische Zusätze (Farb-, Konservierungsstoffe etc.) in unseren Lebensmitteln, Giftstoffe (Spritz- und Düngemittel) in der Nahrungskette – greifen massiv in unseren Stoffwechsel und in unser Immunsystem ein. Dazu kommen noch typische Lebensgewohnheiten der heutigen Zeit: zu wenig Bewegung, zu wenig frische Luft, zu fett- und zuckerreiches Essen, häufiger Aufenthalt in klimatisierten Räumen und verstärkt kritiklose Einnahme von Medikamenten wie zum Beispiel Antibiotika. Seelische Problemsituationen wie erhöhte Anforderungen in Schule und Beruf, Geldsorgen, familiäre Konflikte und Partnerschaftsprobleme stellen ebenfalls große Belastungen für unseren Organismus dar. Und am stärksten trifft es das Immunsystem.

Unsere Körperabwehr muss diesen ständigen Angriffen trotzen und Gegenkräfte bereitstellen. Irgendwann ist das Abwehrsystem dem Gegner nicht mehr gewachsen. Die Folge: Typische Erkrankungen einer Immunstörung machen sich breit. Bei einer Abwehrschwäche treten oft Infekte wie eine Erkältung, Bronchitis, Mandel- oder Mittelohrentzündung auf. Die Entzündungen dauern meist ausgesprochen lang, heilen nicht richtig aus und kehren häufig wieder.

Dass die Ursache der geschwächten Abwehr und erhöhten Anfälligkeit im Darm und insbesondere an der Durchlässigkeitsstörung liegen kann, ist mehr als naheliegend, schaut man sich die obige Liste noch einmal an: Farb- und Konservierungsstoffe, Spritz- und Düngemittel, Antibiotika und andere Medikamente, dazu ungesunde Ernährung, Bewegungsmangel und Stress. All diese Faktoren beeinflussen den Darm direkt, und zwar über seine

Mukosa, also das Schleimhautsystem, sowie über sein *neuroendokrines* System mit dem vegetativen Nervennetzwerk. Ist die Abwehrgruppe des Darms, die mit 80 Prozent die absolute Mehrheit des Immunsystems stellt, erst einmal geschwächt, können auch die anderen Abwehreinheiten nicht mehr richtig funktionieren, was Krankheitserregern und den Infekten, die sie mit sich bringen, Tür und Tor öffnet.

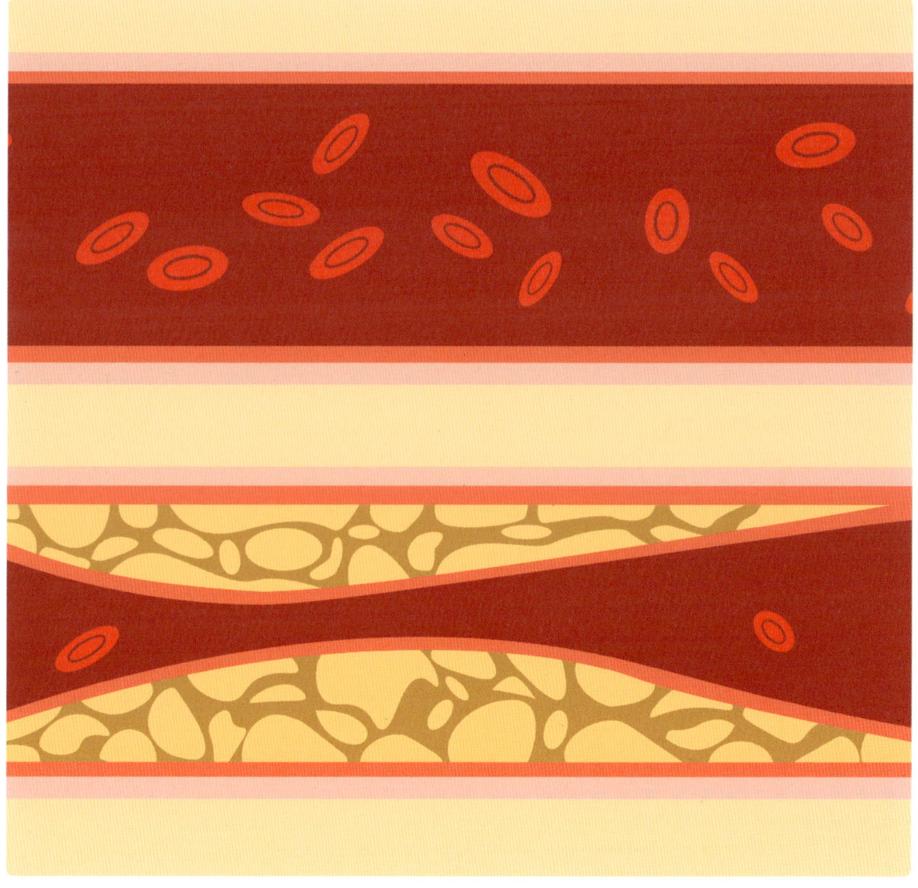

Ablagerungen in der Blutbahn können zu Herzinfarkt oder Schlaganfall führen.

WARNSIGNAL 11: HERZ-KREISLAUF- UND GEFÄSSERKRANKUNGEN

»Im Jahr 2014 las man im *European Heart Journal*, dass ein kranker Darm immer auch das Herz beeinträchtigt. Patienten mit chronisch entzündlichen Darmerkrankungen haben zum Beispiel grundsätzlich ein höheres Risiko, zusätzlich eine koronare Herzkrankheit zu entwickeln«, steht auf der Webseite vom Zentrum der Gesundheit. Auch hier sei das Problem wieder das Leaky-Gut-Syndrom: Durch die Belastung des Bluts mit Bakterien und Bakteriengiften, die die lecken Stellen des Darms ungehindert passieren können, könne einer Entwicklung von Arteriosklerose und chronischer Herzinsuffizienz Vorschub geleistet werden. Ein krankes Herz-Kreislauf-System aber verschlechtere wiederum die Mikrozirkulation – die Durchblutung der feinsten Gefäße im Darm –, was das bestehende Leaky-Gut-Syndrom weiter verschlimmere.

Arteriosklerose – gefährliche Plaques in den Blutgefäßen

Der Volksmund spricht von »verkalkten« Adern und meint dabei eine Arteriosklerose – eine weitverbreitete chronische Störung in den Blutgefäßen, die zu lebensbedrohlichen Komplikationen wie einem Herzinfarkt oder einem Schlaganfall führen kann.

Was passiert bei einer Arteriosklerose in den Blutbahnen? Zunächst ist wichtig zu wissen, dass die Arteriosklerose ausschließlich die Blutbahnen des arteriellen Systems betrifft, also den Kreislauf sauerstoffreichen Bluts. Bei der Arteriosklerose bilden sich Ablagerungen in den arteriellen Gefäßen, die im Wesentlichen aus Cholesterin- und Kalkmolekülen sowie abgestorbenen Zellresten bestehen. Diese sogenannten *Plaques* an den Gefäßwänden engen die Arterien ein und machen sie gleichzeitig starrer, so die bisherige Vorstellung vom Verlauf des Geschehens. Das Blut kann nicht mehr ungehindert fließen, an der Engstelle zusammenklumpen und einen Pfropfen bilden.

Wenn dieses Gerinnsel, in der Fachsprache als *Thrombus* bezeichnet, durch den Druck des Bluts in eine Gehirn- oder eine Herzarterie geschossen wird, kann es dort eine Blockade der Durchblutung auslösen. Zellen im Gehirn oder im Herzen werden nicht mehr ausreichend versorgt, nehmen Schaden oder sterben sogar vollständig ab. Das Endergebnis sind ein Hirninfarkt, fachsprachlich *Apoplex* bezeichnet, oder ein Herzinfarkt – beides schwerwiegende Erkrankungen, die tödlich enden oder zahlreiche Beeinträchtigungen und Behinderungen mit sich bringen können.

Neues Erklärungsmodell: Entzündliche Plaques, die zerplatzen

Vielen Studien zufolge spielen jedoch auch Entzündungsprozesse bei der Entstehung von Arteriosklerose eine zentrale Rolle – wenn nicht sogar die entscheidende Schlüsselrolle. Dabei steht der Darm, wie eingangs beschrieben, am Anfang der unheilvollen Krankheitskaskade, die im schlimmsten Fall in den lebensbedrohlichen Situationen des Herzinfarktes oder Schlaganfalls mündet.

Ein neues Erklärungsmodell der Arteriosklerose-Entstehung stellt die Entzündungsprozesse sogar völlig in den Vordergrund: Inzwischen hielten die meisten Forscher das simple Erklärungsmuster einer sukzessiven Belagerung der Arterien mit *Plaques* und der folgenden Einengung für überholt, erklärt ein Onlineartikel von *Spektrum der Wissenschaft*. »Mehr als zwanzig Jahre Forschung haben gezeigt, dass Arterienwände nur wenig mit starren, passiven Röhren gemein haben. Sie enthalten schließlich lebende interaktive Zellen, die entscheidend beim Entstehen und Wachsen der arteriosklerotischen Ablagerungen mitwirken. Außerdem bilden sich die Ablagerungen, die Plaques, nicht auf, sondern in der Wandung.« Nur relativ selten würden sie dabei so dick, dass allein ihre schiere Größe den Blutstrom auf ein Rinnsal schrumpfen ließe. Die meisten Herzattacken, ebenso viele Schlaganfälle, gingen vielmehr auf das Konto von weniger einengenden *Plaques*, die plötzlich aufplatzen und dadurch die Bildung eines Blutpfropfs auslösen.

WARNSIGNAL 12: ÜBERGEWICHT, ADIPOSITAS

Übergewicht bis hin zu schwerer *Adipositas*, Fettleibigkeit, sind im wahrsten Sinne »gewichtige« Gesundheitsthemen der heutigen Zeit mit alarmierenden Zahlen: »So dick war Deutschland noch nie« betitelt eine Presseinformation der Deutschen Gesellschaft für Ernährung (DGE) vom 1. Februar 2017 die Ergebnisse des 13. *DGE-Ernährungsberichts zur Übergewichtsentwicklung*. Die Zahl der Übergewichtigen nähme in Deutschland weiterhin zu. 59 Prozent der Männer und 37 Prozent der Frauen seien übergewichtig. In der Altersklasse der Berufstätigen sei das Dicksein heutzutage so weitverbreitet, dass es keine Ausnahme mehr darstelle, sondern der Normalzustand sei. »Männer sind besonders häufig zu dick: Am Ende ihres Berufslebens sind 74,2 Prozent übergewichtig. Bei den Frauen im gleichen Alter sind es 56,3 Prozent.«

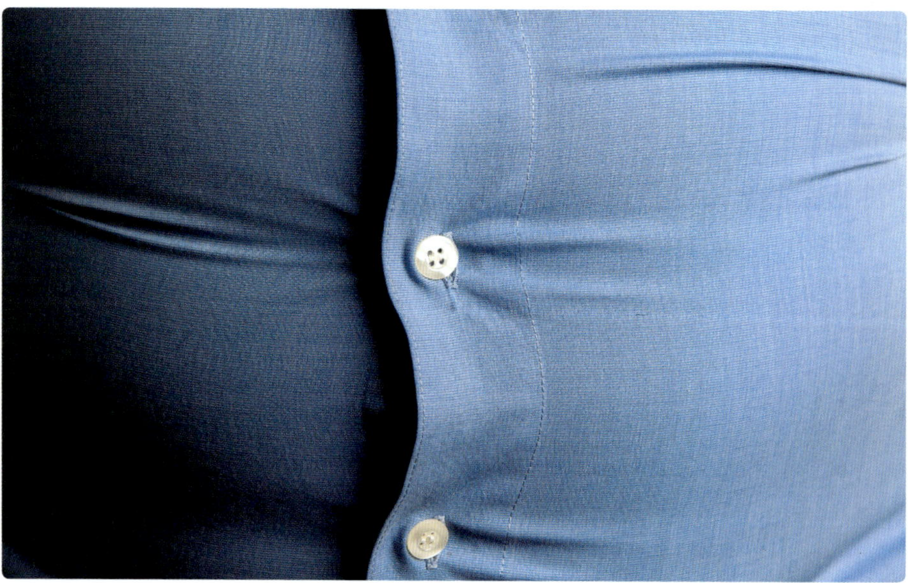

Außer Form nicht nur von der Erscheinung, sondern auch, weil Bewegung immer schwerer fällt und zur Anstrengung wird.

Dass die überflüssigen Pfunde ihren Anfang im Darm nehmen können, klingt ungeheuerlich. Doch alle wissenschaftlichen Untersuchungen sprechen dafür. Die Autorin Prof. Dr. Michaela Axt-Gadermann, von der Sie hier schon gelesen haben, hat ein ganzes Buch dem Thema Darm in Zusammenhang mit Übergewicht gewidmet: *Schlank mit Darm*. Im Fokus ihrer Recherchen zu diesem Buch stand das *Darmmikrobiom*, das gemäß der Resultate vieler verschiedener Studien den »Dick«- oder »Schlank«-Faktor auf grundlegende Weise mitbestimmt.

Im Jahr 2011 wurde in Europa erforscht, dass *intestinale*, also darmeigene, Bakterien die Nährstoffaufnahme und die Effizienz der Verdauung beeinflussen. Die Besiedlungsmuster der Bakterien im Darm sind bei Normalgewichtigen anders als bei Übergewichtigen. Beispielsweise machen Bakterien vom Stamme *Bacteroidetes* aus dem Nahrungsbrei große Mengen Kohlenhydrate für den Glukosestoffwechsel verfügbar. Wer viele solcher Bakterien im Darm hat, neigt dadurch eher zur Fettleibigkeit. *Prevotella*- oder *Ruminococcus*-Bakterienstämme hingegen agieren ganz anders als die *Bacteroidetes*: Sie scheiden mehr unverdaute Glukose aus, was einem schlanken Erscheinungsbild Vorschub leistet.

Adiöpse haben zehn Prozent mehr Bakterien vom Typ *Firmicutes*, die insbesondere komplexe Kohlenhydrate verdaubar machen und die Energiegewinnung aus der Nahrung steuern. Auch bei Normalgewichtigen wird durch Steigerung der Nahrungszufuhr die Anzahl von *Firmicutes* und damit die Energiegewinnung erhöht. »Dieser Mechanismus, der uns über Jahrtausende vor Mangelernährung geschützt hat, wird uns heute zum Verhängnis. Zu viel Essen wird doppelt bestraft, erstens durch übermäßige Energiezufuhr, zweitens durch optimierte Verwertung intestinaler Bakterien. Man schätzt, dass diese mit etwa fünf bis zehn Prozent zur Entwicklung von Adipositas beitragen«, sagt der Mikrobiom-Forscher Dr. Burkhard Schütz. Die alte Geschichte vom »besseren Futterverwerter« kommt somit zu neuen Ehren.

LEAKY GUT: EIN SYNDROM IN DER GRAUZONE ZWISCHEN GESUND UND KRANK

Das Tückische am Leaky-Gut-Syndrom ist, dass es mit seiner schleichenden, schwelenden Entzündung im Darm und der Vielzahl an Symptomen nur schwer greifbar ist – und das sowohl für die Betroffenen selbst als auch für die behandelnden Mediziner. Die Patienten pilgern von Arzt zu Arzt, probieren die verschiedensten Behandlungen aus, folgen den unterschiedlichsten Empfehlungen – um am Ende doch immer wieder frustriert festzustellen, dass die Symptome bleiben und sich das Wohlbefinden nicht bessert. Oft werden die Patienten von ihrem Umfeld noch zusätzlich »bestraft«, indem sie den Stempel des Hypochonders und Simulanten aufgedrückt bekommen. Denn die Betroffenen fühlen sich zwar überhaupt nicht gesund, aber sie sind eben auch – im klassischen Sinne – nicht richtig krank. Sie bewegen sich sozusagen in der Grauzone zwischen Krankheit und Gesundheit, und dafür hat unsere leistungs- und erfolgsorientierte Gesellschaft oft wenig Verständnis. Wer krank ist – so die gängige Vorstellung –, dem merkt man dies auch deutlich an, und der gehört zu Hause ins Bett oder sogar ins Krankenhaus. Eine echte, ernst zu nehmende Krankheit, das sind beispielsweise eine Lungenentzündung, ein Knochenbruch, eine Virusgrippe, ein Herzinfarkt oder ein Krebstumor. Aber ein Kollege, der sich immer so schlapp und ausgelaugt fühlt sowie über Nahrungsmittelallergien klagt und deshalb in der Kantine nur Salat isst? Eine Ehefrau, die sich dreimal im Monat für zwei Tage wegen ihrer Migräneattacken ins abgedunkelte Zimmer zurückzieht? Eine Freundin, die gemeinsame Unternehmungen regelmäßig wegen Bauchschmerzen und depressiver Verstimmungen platzen lässt? Solche »diffusen«, also wenig fassbaren, Symptomenkomplexe passen tatsächlich nicht zu dem Bild, das die Medien von Männern und Frauen zeichnen, die stark und fit sind, sportlich, aktiv und erfolgreich, die ihr Leben voll im Griff und dabei noch jede Menge Spaß haben.

DEN TEUFELSKREIS DURCHBRECHEN

So ist es auch nicht verwunderlich, dass Patienten mit einem Leaky-Gut-Syndrom häufig in einen Teufelskreis geraten: Sie schleppen sich in die Arbeit, haben Mühe, den täglichen Anforderungen gerecht zu werden, strahlen statt guter Laune und Lebenskraft Traurigkeit, Lustlosigkeit und Verhärmtheit aus. Manche greifen möglicherweise sogar zu Beruhigungstabletten oder betäuben sich mit Alkohol, um wenigstens für ein paar Stunden der persönlichen Misere zu entfliehen. Typischerweise geht es ihnen danach noch schlechter, sowohl körperlich als auch seelisch, und eine Lösung der Probleme rückt in immer weitere Ferne. Die Mitmenschen – Partner, Freunde, Verwandte, Kollegen – versuchen anfangs vielleicht noch zu helfen, geben wohlmeinende Tipps, empfehlen Ärzte, Heilpraktiker und Psychologen, schulmedizinische Therapien und alternative Heilmethoden, aber mit der Zeit zeigen sie immer weniger Verständnis, reagieren verärgert und gereizt oder ziehen sich möglicherweise ganz zurück. Die Erkenntnis, dass auf diese Weise die privaten und beruflichen Beziehungen sukzessive in die Brüche gehen, treibt die Betroffenen tiefer in die Krankheitsspirale, ihr Befinden verschlechtert sich weiter, die Kräfte schwinden noch schneller, Verzweiflung, Depression und Versagensängste nehmen zu. Irgendwann ist der Punkt erreicht, an dem aus der chronischen Befindlichkeitsstörung eine handfeste Krankheit wird – mit all ihren Folgen und Risiken.

Dass es trotz aller Frustrationen, Enttäuschungen, Resignationen und Rückschläge dennoch möglich ist, seinem Leiden auf die Spur zu kommen und es erfolgreich behandeln zu lassen, zeigen optimistisch stimmende Fallbeispiele von Patienten, die alle die Odyssee von Arzt zu Arzt hinter sich gebracht haben, aber trotzdem niemals aufgaben. In den folgenden zwei Kapiteln können Sie diese Erfolgsgeschichten lesen und dabei erfahren, wie sich dem Leaky-Gut-Syndrom diagnostisch auf die Spur kommen lässt und welche Behandlungsmöglichkeiten die Gesundheit des Darms wiederherstellen.

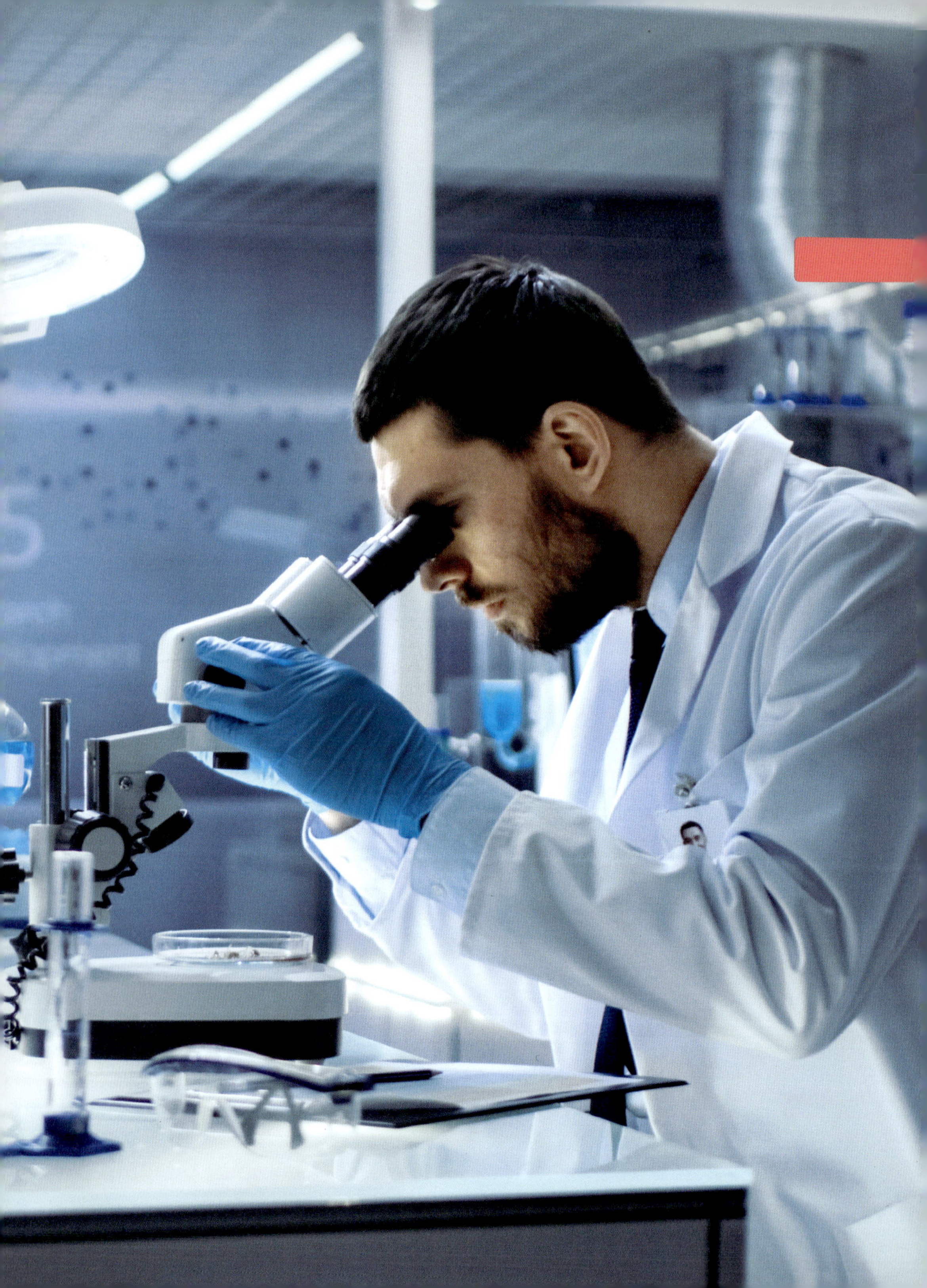

Kapitel 7

MIT SPEZIALDIAGNOSTIK DEM LEAKY-GUT-SYNDROM AUF DER SPUR

Wie schwer es ist, ein Leaky-Gut-Syndrom festzustellen, haben Sie bereits erfahren – zu viele unklare Diagnosen, zu viele Verwechslungsmöglichkeiten, zu viele schwammige Symptome. Dennoch gibt es handfeste diagnostische Möglichkeiten, die das Darmleiden dingfest machen können. Dabei erweist sich vor allem die Labormedizin als hilfreich.

EIN KRANKHEITSBILD MIT VIELEN GESICHTERN

Typischerweise gehen die Patienten mit einem Leaky-Gut-Syndrom zunächst zu ihrem Hausarzt. Vielleicht kennen Sie das ja von sich selbst. Wenn die Symptome relativ milde sind oder sich eher nur sporadisch zeigen, denkt niemand an eine ernst zu nehmende Darmerkrankung. Häufig bleibt es nicht bei einem Arztbesuch. Es folgt ein zweiter, dritter, oft vierter. Die Disziplinen wechseln sich dabei ab, vom Allgemeinmediziner geht es zum Internisten, vom Internisten mit Spezialisierung Gastroenterologie zum Immunologen, vom Immunologen zum Endokrinologen oder auch Psychotherapeuten, je nachdem, welches Beschwerdebild gerade dominiert, und je nachdem, was dem Patienten in der momentanen Situation am meisten zu schaffen macht.

Irgendwann aber ist tatsächlich genug der Ärzteodyssee und eine Frage beherrscht die gesamte Problematik: »Was habe ich jetzt eigentlich?« Mit dieser Frage tut sich allerdings gleich ein weiteres Problemfeld auf: Wie lässt sich das herausfinden? So wurde die Privatdozentin und Internistin Dr. Miriam Stengel, Vorsitzende von MAGDA, dem Patientenforum für MAGen-DArm-Störungen der Deutschen Gesellschaft für Neurogastroenterologie, in einem Interview gefragt: »Wie stellt man denn fest, dass der Patient einen ›Leaky Gut‹ hat beziehungsweise dass der Darm durchlässig ist?« Die Spezialistin erklärt daraufhin, dass sich das Leaky-Gut-Syndrom mit einer normalen Darmspiegelung nicht feststellen ließe: Um die Löcher zu sehen, würde man ein Elektronenmikroskop benötigen. Das ist einleuchtend, denn wer um die mikroskopisch kleinen Welten weiß, in denen sich die verhängnisvollen Vorgänge abspielen, dem ist völlig klar, dass sie sich nicht mit bloßem Auge erkennen lassen. Diagnostische Systeme wie bildgebende Verfahren fallen also aus.

Aber was nun? Oft werde Patienten angeboten, zur Diagnose eines Leaky-Gut-Syndroms das Zonulin im Blut zu bestimmen, so PD Miriam Stengel.

Zonulin sei zwar ein *Tight-Junction*-Protein, dabei aber auch ein sogenanntes Akutphase-Protein, das heißt, es könne aus vielerlei Gründen erhöht sein – genauso wie beispielsweise die Blutkörperchensenkungsgeschwindigkeit, die bei Infekten und anderen Krankheiten ganz allgemein gemessen wird. Der Laborwert Zonulin habe deshalb in Zusammenhang mit den *Tight Junctions* bisher noch keine wissenschaftlich fundierte Relevanz und sei kein etablierter Marker, also keine Größe, von der man sicher auf eine bestimmte Ursache schließen kann. »Jedoch stellte kürzlich die Gruppe um Prof. Giovanni Barbara aus Italien eine neue Studie vor, in welcher unter anderem Messungen des Proteins Zonulin im Blut von 15 Gesunden, 15 Zöliakiepatienten und 15 diarrhöprädominanten Reizdarmpatienten (RDS-D) verglichen wurden. Hier zeigte sich, dass sich die Zonulin-Proteinkonzentration im Blut deutlich unterschied: Am höchsten war sie bei Zöliakie, gefolgt von RDS-D und den Kontrollen. Möglicherweise gibt es hier bald weitere Neuigkeiten.«

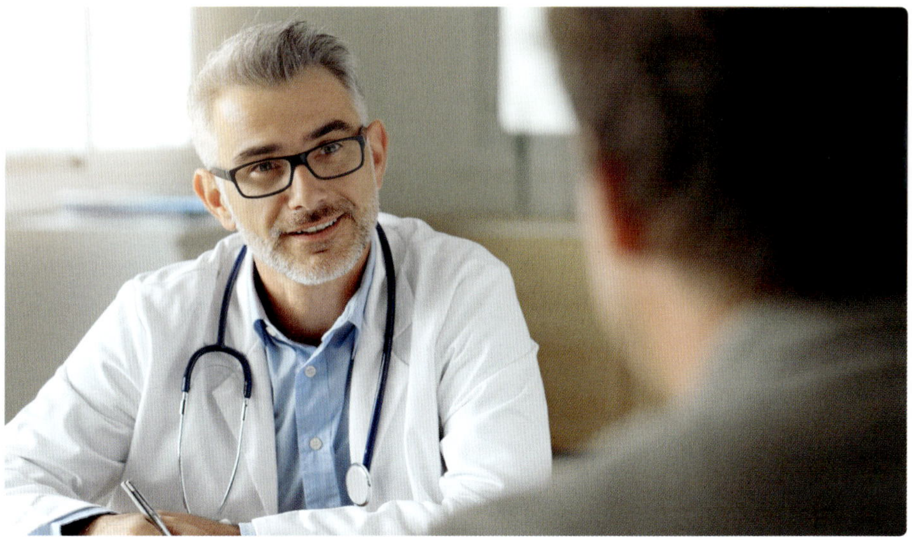

Ein unklares Krankheitsbild, eine Vielzahl von Symptomen und möglichen Ursachen – ein Leaky-Gut-Syndrom ist diagnostisch nicht einfach zu fassen.

LEAKY GUT LABORDIAGNOSTISCH ERFASSEN

Es gibt eine Reihe an Tests, mit denen sich ein Leaky-Gut-Syndrom im Labor recht sicher diagnostizieren lässt.

DER ZONULINTEST

Sie erinnern sich: Zonulin ist ein spezieller Eiweißstoff, der die Gabe hat, die *Tight Junctions* in der Darmwand zu öffnen und damit die Durchlässigkeit zu erhöhen (siehe Seite 100). Zonulin wird bei unterschiedlichen Reizen von der Darmschleimhaut abgegeben und bindet sich an spezifische Rezeptoren auf den Epithelzellen des Darms. Dies bewirkt eine Kontraktion, also ein Zusammenziehen von Proteinen in der Darmwand, was zur Öffnung der Kanäle zwischen den Epithelzellen führt. Mit der Analyse des Zonulinspiegels kann die Darmpermeabilität untersucht werden. Bei Patienten mit chronisch entzündlichen Darmerkrankungen, *Zöliakie*, *Diabetes mellitus*, aber auch anderen Autoimmunerkrankungen sowie gestörter Darmflora – etwa nach antibiotischer Therapie – konnte gezeigt werden, dass erhöhte Zonulinspiegel mit einer gestörten Darmbarriere in Zusammenhang stehen.

DER TEST DES SEKRETORISCHEN IGA IM STUHL

Wir Menschen produzieren größere Mengen an einem sogenannten *sekretorischen Immunglobulin A* (sIgA) in der *Mukosa*, also in unserer Darmschleimhaut. Immunglobuline wie das IgA spielen eine zentrale Rolle bei der Immunität und für den Schutz vor Krankheitserregern. Erhöhte oder erniedrigte sIgA-Werte in Stuhlproben können auf ein Leaky-Gut-Syndrom hindeuten.

DER LACTULOSE-MANNITOL-TEST

Eine klassische Untersuchung, um die Diagnose Leaky Gut zu stellen, ist der sogenannte *Lactulose-Mannitol*-Test. Der Patient trinkt eine Lactulose-Mannitol-Lösung. Dabei handelt es sich um die beiden Zuckerarten *Lactulose* und *Mannitol*, die nicht verstoffwechselt und unverändert mit dem Urin ausgeschieden werden. Bei entzündlichen Reaktionen der Darmschleimhaut und einer erhöhten Durchlässigkeit nimmt die Permeabilität größerer Zuckermoleküle wie der Lactulose zu, kleinere Zucker wie Mannitol werden hingegen nicht mehr so intensiv von der angeschlagenen Darmschleimhaut resorbiert. In der Konsequenz steigt der Messpegel von Lactulose an, der von Mannitol fällt ab. Ist der Lactulose/Mannitol-Quotient verändert, liegt der dringende Verdacht auf eine Störung der Darmbarriere vor. Die Untersuchung ist jedoch aufwendig und wird in nur wenigen Laboren angeboten.

BESTIMMUNG DER α-1-ANTITRYPSIN-KONZENTRATION IM STUHL

α-1-Antitrypsin ist ein Enzym, das vom Körper bei Entzündungen freigesetzt wird und das den Entzündungsherd begrenzen kann, sodass dieser sich nicht ungehemmt ausbreitet. Normalerweise wird *α-1-Antitrypsin* hauptsächlich in der Leber hergestellt, in den Darm ausgeschüttet und ohne Spaltung oder Resorption mit dem Stuhl ausgeschieden. Ist die Darmschleimhaut nicht intakt, tritt das Molekül vermehrt in das Darminnere über und kann im Stuhl als Marker eines *intestinalen* – also darmeigenen – Eiweißverlustes oder einer erhöhten Schleimhautpermeabilität nachgewiesen werden. Darüber hinaus wird die fäkale *α-1-Antitrypsin*-Konzentration bestimmt, um die Aktivität chronisch entzündlicher Darmerkrankungen beurteilen zu können. Dieser Laborparameter wird als wichtiger Verlaufsparameter zur Kontrolle des Therapieerfolgs angesehen. Sehr hohe *α-1-Antitrypsin*-Werte werden beispielsweise bei Patienten mit einem akuten Schub eines *Morbus Crohn* gefunden.

Erhöhte Werte finden sich jedoch auch bei *Colitis ulcerosa* oder anderen Erkrankungen des Darms wie Darmkrebs, Darmpolypen, *Divertikulitis* – einer Entzündung der Darmwandausstülpungen, der sogenannten *Divertikel* – oder ausgeprägten Nahrungsmittelallergien.

DER EPX-TEST

EPX steht für *eosinophiles Protein X*. Es handelt sich dabei um ein *Glykoprotein*, also um einen Zucker-Eiweißstoff, der von sogenannten *aktivierten Eosinophilen* freigesetzt wird. Das sind spezielle Blutzellen aus der Reihe der weißen Blutkörperchen, die bei Entzündungs- und Allergieprozessen eine Rolle spielen. EPX hat starke *zytotoxische*, das heißt zelltötende, Eigenschaften und ist bei der Erregerabwehr von großer Bedeutung. Das »Kampfprotein« EPX wird aus *eosinophilen Granula* freigesetzt, die sich hauptsächlich in der Haut, der Lunge, dem Urogenital- und Gastrointestinaltrakt befinden, das heißt in den Organen, die als Eintrittspforte für Erreger dienen. Die Anhäufung von EPX im Gastrointestinaltrakt ist mit einer Entzündung und einer Gewebezerstörung verbunden. Die Messung von EPX im Stuhl dient als objektiver Parameter einer chronischen Entzündung, die sich im Magen-Darm-Trakt bemerkbar macht. Bei *Colitis ulcerosa* und *Morbus Crohn* ermöglicht die Messung des EPX-Werts, die Krankheitsaktivität besser einzuschätzen und eine genauere Voraussage für ein *Rezidiv*, also für einen Rückfall, zu treffen.

TEST AUF NAHRUNGSMITTELUNVERTRÄGLICHKEITEN

Wie Sie bereits gelesen haben, sind Nahrungsmittelintoleranzen in der Bevölkerung weitverbreitet. Vor allem die Zunahme von Sensitivitäten – Empfindlichkeiten – gegen Getreidesorten, besonders Weizen, scheint epidemische Ausmaße anzunehmen. Hier gibt es verschiedene Testverfahren, zum Beispiel auf Gluten-, Fruktose- oder Laktoseintoleranz. Oft bringen diese Tests jedoch unspezifische oder gar verwirrende Resultate. Bei Verdacht auf Nahrungsmittelunverträglichkeiten ist es daher meist naheliegender, erfolgreicher und auch kostengünstiger, die sogenannte Weglass-Diät auszuprobieren. Dabei werden die im Verdacht stehenden Nahrungsmittel für eine Zeit vom Speiseplan verbannt, um zu beobachten, ob damit auch die Beschwerden wie etwa Blähungen, Bauchschmerzen, Kopfweh, Migräne sich bessern oder gar verschwinden. Sind die verdächtigen Nahrungsmittel erst einmal eingekreist, können Tests später immer noch zur vertiefenden Diagnostik herangezogen werden.

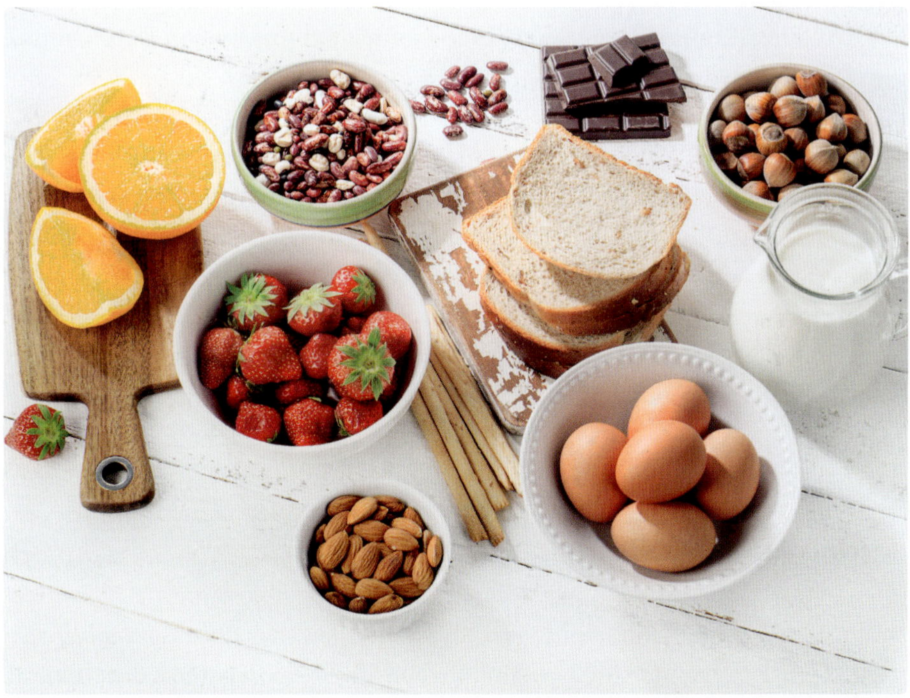

Bei vermuteten Nahrungsmittelunverträglichkeiten gibt der probeweise Verzicht auf ein verdächtigtes Lebensmittel oft verlässlichere Hinweise als ein Allergietest.

SPECIAL: INNOVATIVE DIAGNOSTIK ZUR ERKENNUNG DES LEAKY-GUT-SYNDROMS

Zugegeben: Moderne Labordiagnostik anschaulich und laienverständlich zu erklären, kommt zuweilen der Entzifferung einer Hieroglyphenschrift gleich. Oder dem Lesen und Spielen komplexer Orchesterpartituren oder Jazzakkorde mit Septimen, Nonen und vielleicht noch einer 13. Stufe. Die neueste Diagnostik zu Leaky Gut gehört dazu. Sie trägt den Namen eines hübschen schwarz-weißen Bären, der seine Heimat vor allem im fernen China hat: dem Panda.

Die PANDA-Diagnostik verdankt ihren Namen der englischen Bezeichnung *Platelets Analyzed Number in Different Anticoagulants*. Das Wort *platelet* steht für den deutschen Begriff »Blutplättchen« oder auch *Thrombozyten*. Die *Thrombozyten* sind kleine, scheibenförmige Blutplättchen mit einer Größe von ungefähr zwei bis vier Mikrometern, die eine wichtige Rolle bei der Blutgerinnung spielen. Wenn ein Blutgefäß verletzt wird, wandern die *Thrombozyten* sofort zum Ort der Schädigung und lagern sich an die verletzte Gefäßwand dicht aneinander. So bilden sie einen Pfropfen, der die verletzte Stelle von innen her abdichtet. *Thrombozyten* sind kurzlebig und werden nach etwa einer Woche von Leber und Milz abgebaut.

Befinden sich zu wenig *Thrombozyten* im Blut, sind Blutgerinnung und Blutstillung beeinträchtigt. Bei einer Verletzung hält die Blutung dann wesentlich länger an. Eine erniedrigte *Thrombozyten*zahl kann unter anderem durch eine Störung der Blutbildung, Nierenerkrankungen sowie eine besondere Form der Anämie (Blutarmut) verursacht werden. Zu hohe *Thrombozyten*werte können verschiedene Ursachen haben und beispielsweise durch Infektionen oder Störungen der blutbildenden Zellen im Knochenmark hervorgerufen werden.

Die PANDA-Diagnostik ist eigentlich ein Bluttest, wie er bei der Erstellung eines Blutbilds im Labor routinemäßig unzählige Male täglich stattfindet. Beim PANDA werden kleine Blutbilder in sogenanntem *Heparin-* und *Citrat*blut angefertigt. Das sind spezielle Blutaufbereitungen, die mit einem Blutverdünnungsmittel wie eben zum Beispiel *Heparin* versehen wurden. Wenn ein Blutzellautomat in der Arztpraxis vorhanden ist, kann nach etwa zehn Minuten mäßigen Mischens sofort von drei Blutproben ein Blutbild angefertigt werden. Wird für die Anfertigung der Blutbilder hingegen ein externes Labor benötigt, braucht es für die Erstellung der PANDA-Diagnostik maximal eine Stunde – der Test ist also schnell und routinemäßig in allen Praxen durchführbar.

Nun zum Ergebnis-Prozedere: Bei der Auswertung des PANDA-Tests werden die Plättchenzahlen in den drei Blutbildern verglichen. Als Bezugsgröße dient die Plättchenzahl in sogenanntem EDTA-Blut, einem ungerinnbar gemachten Blut, das weltweit als Medium für Blutbilder sowie als Referenz für andere Blutbild-Messungen dient. Ist die Plättchenzahl nun im *Heparin*blut gegenüber dem EDTA-Blut verringert, hat der Patient mit an Sicherheit grenzender Wahrscheinlichkeit ein Leaky-Gut-Syndrom! – Warum?

WAS HABEN BLUTPLÄTTCHEN MIT DEM LEAKY-GUT-SYNDROM ZU TUN?

Um das zu erklären, bedarf es eines kleinen Ausflugs in die *Pathobiochemie* und *Pathophysiologie* der Blut- und Immunfunktionen – also zu den krankhaften (pathologischen) Prozessen, die in körpereigenen Funktionskreisläufen stattfinden, wenn Störenfriede ins Spiel kommen und das normalerweise harmonische Gefüge völlig durcheinanderbringen. Die Störenfriede heißen hier *Entero-* und *Endotoxine*. *Endotoxine* sind tatsächlich eine Art »Leichengift« (zugegebenermaßen ein erschreckendes Wort) aus den Zellmembranen abgestorbener Bakterien. Bei *Enterotoxinen* handelt es sich um alle schädlichen Stoffe, die mit den Fäkalien aus dem Körper geschleust werden sollen, und das, ohne mit dem Körperinneren in Kontakt zu kommen und in irgendeiner Weise seine Integrität, seine Unversehrtheit zu beeinträchtigen. Für diese »Körperintegrität« bedarf es aber der Integrität des Darms und insbesondere seiner Schleimhaut. Ist diese Integrität durch die erhöhte Durchlässigkeit der Darmwand gestört – man könnte auch sagen: durch die strukturelle Auflockerung des Zellverbands auf ungesunde Weise »geöffnet« –, können Moleküle ungehindert hin und her passieren und damit natürlich auch die ungebetenen Gäste. So können beispielsweise die *Endotoxine*, also quasi die Zombie-Rückstände toter Bakterien, ganz ungehindert in die *interstitiellen* (Zwischenzell-)Räume des Darms und letztendlich in die Mikrozirkulation des Darms eindringen. Dort werden die *Endotoxin*-Moleküle an ein spezielles Protein im Blutplasma gebunden, das LBP (Lipopolysaccharid bindendes Protein). Das LBP transportiert das *Endotoxin* in die Leber, wo es durch spezielle Enzyme, die Leber-*Phosphatasen*, inaktiviert wird. Aber auch die Zellen des Bluts, speziell die Blutplättchen, können Endotoxine binden und diese Giftstoffe so in Form von Blutplättchensggregaten *(micro white clots)* in der Mikrozirkulation des gesamten Körpers, auch im Zentralnervensystem, sprich im Gehirn, verteilen.

BLUTPLÄTTCHENAGGREGATE: DIE »SCHEITERHAUFEN« DES LEAKY GUT

White clots – die englische Bezeichnung steht für »weiße Gerinnsel« – sind also die Übeltäter, die am Ende einer langen Kausalitätskette vom »lecken Darm« bis zu den vielen Erkrankungsorten an praktisch allen Organen dingfest gemacht werden können? In jedem Fall stellen sie einen ganz wichtigen Teil dieser pathologischen Kausalitätskette dar, da die Blutplättchenaggregate, die mikrokleinen Zellhaufenbildungen also, die Blutzirkulation in den

Kapillaren und sonstigen feinen Gefäßen empfindlich beeinträchtigen und somit allen lokalen Irritationen wie einem entzündlichen »Schwelbrand« Vorschub leisten können.

Mit der PANDA-Diagnostik können diese Zellanhäufungen, quasi die vom Leaky Gut hervorgerufenen Scheiterhaufen schädlicher Zellkonglomerate, nachgewiesen werden. Sind die Blutplättchen einmal mit Endotoxin-Molekülen »beladen«, werden sie aufgrund der »Aggressivität« der *Endotoxine* in einen erhöhten Membran-Aktivitätszustand gebracht. Sie können sich das in etwa so vorstellen, als würden die sonst friedlichen Blutplättchen angestachelt und in einen abweichenden Modus versetzt, der nicht ihrer ursprünglichen Funktion und Biochemie entspricht. Kommen diese »voraktivierten« Plättchen im *Heparin*-Abnahmesystem mit *Heparin* in Kontakt, bilden diese Plättchen über *Fibrinogen*-Brücken größere Plättchenaggregate und entziehen sich so im Abnahmesystem der Plättchenzählung – sind ergo in verminderter Zahl messbar. Es ist ungefähr so, als würden sich einzelne Personen – etwa bei einer Demonstration – zu Gruppen zusammenschließen und sich so der Messung als Einzelpersonen entziehen. Wie die Entstehung von *white clots* und damit die gesamte Krankheitskaskade verhindert werden kann, erfahren Sie im nächsten Kapitel zur Therapie eines Leaky-Gut-Syndroms.

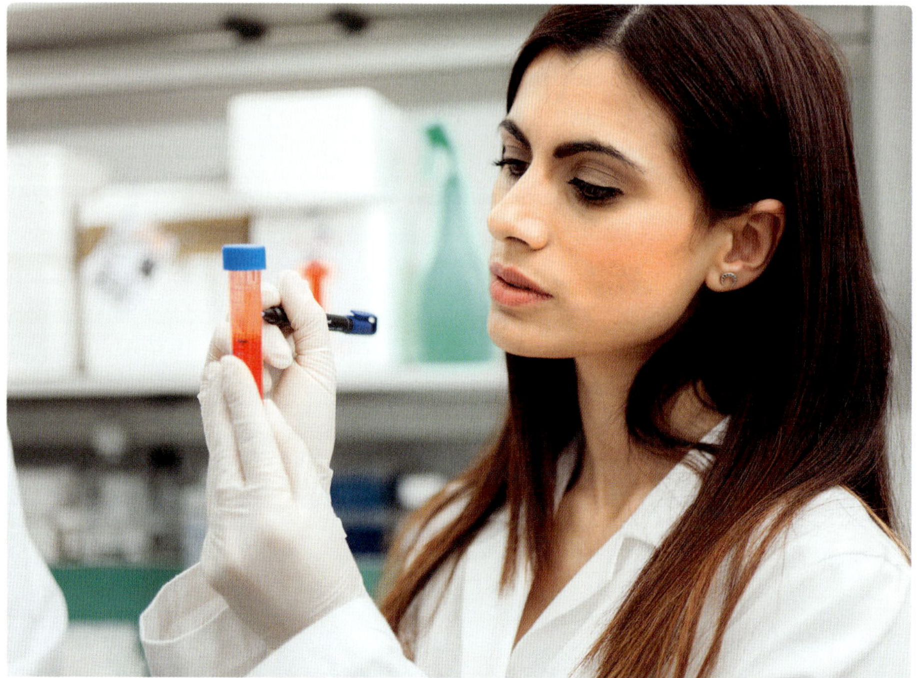

Eine Blutuntersuchung allein reicht nicht aus, um ein Leaky-Gut-Syndrom zuverlässig zu diagnostizieren.

LEAKY-GUT-DIAGNOSTIK: JE GANZHEITLICHER, DESTO BESSER

Labortests und Blutuntersuchungen leisten sicher einen großen Beitrag, um eine solch komplexe Erkrankung wie ein Leaky-Gut-Syndrom zu erfassen und zumindest labortechnisch einzuordnen. Dennoch können Laboruntersuchungen und die Messungen verschiedenster Enzyme oder anderer Substanzen eine ganzheitliche Diagnostik niemals ersetzen. In diese ganzheitlich ausgerichtete Diagnostik gehört die Anamnese des Patienten genauso wie die Krankheitsgeschichte seiner Familie, das soziale Umfeld sowie das Ergebnis der körperlichen Untersuchung. Natürlich spielt auch die Differenzialdiagnostik eine Rolle, um beispielsweise einen *Morbus Crohn* oder eine *Colitis ulcerosa* auszuschließen – beides schwerwiegende entzündliche Darmerkrankungen mit einem chronischen Verlauf.

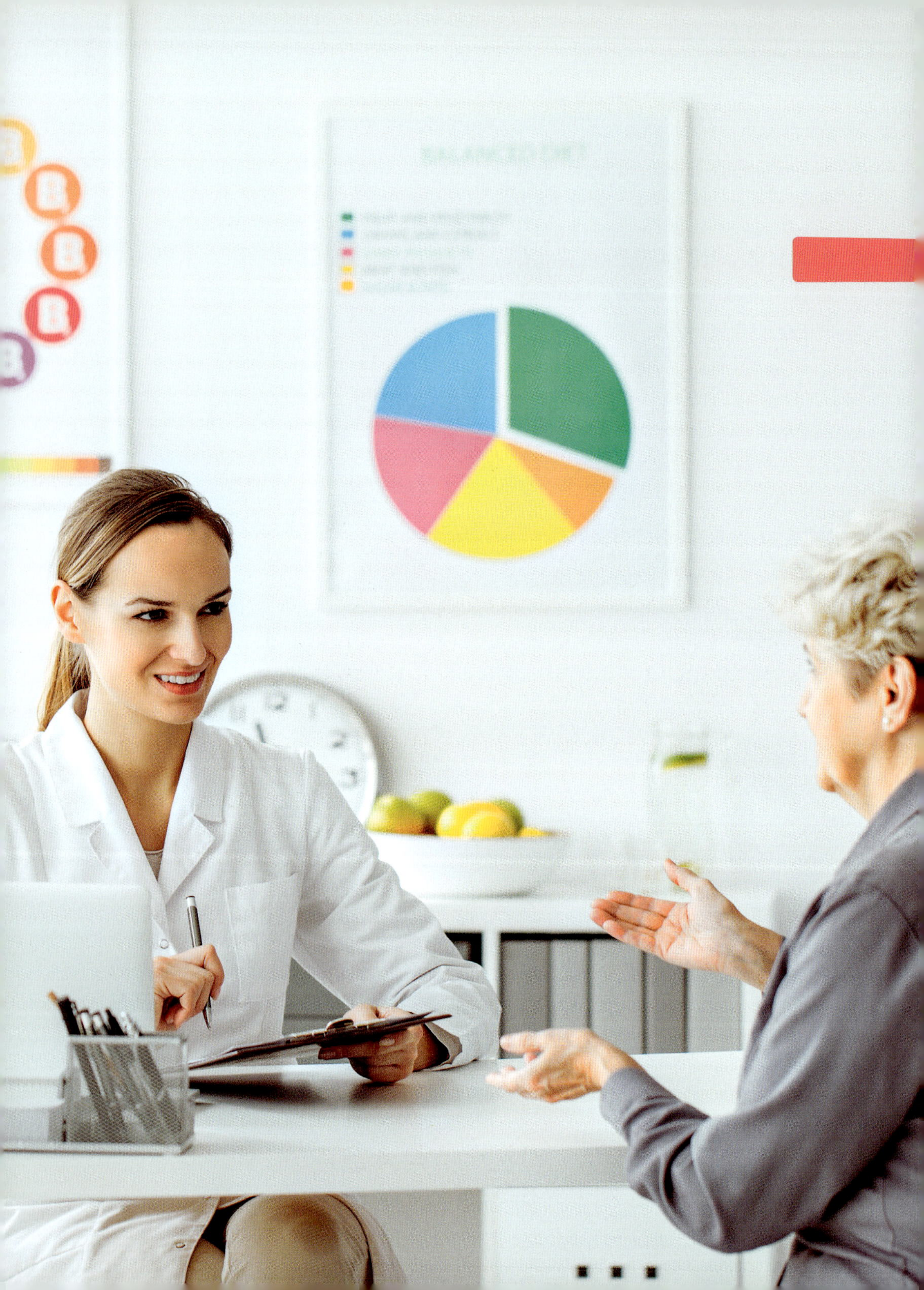

Kapitel 8

DIE THERAPIE DES LEAKY GUT

Ein Bauer, der sein Feld neu bestellen möchte, geht so vor: Er pflügt den Acker um, beseitigt alte Pflanzen, gibt frische Erde zu und beginnt erst dann, die neue Saat zu säen. Genauso verhält es sich mit dem Darm: Neue Bakterien können den Darm erst dann besiedeln, wenn die lecken Stellen geschlossen sind und die Darmschleimhaut sich regeneriert hat.

IN DREI SCHRITTEN ZUM THERAPIEERFOLG

Die ganzheitliche Therapie des Leaky-Gut-Syndroms ist auf einem Stufensystem aufgebaut und erfolgt in drei Schritten. An erster Stelle steht die Regeneration der Darmwand, die etwa durch eine Antibiotikatherapie oder nach Infekten Schaden genommen hat. Nach der Regeneration kann das Mikrobiom neu aufgebaut werden, das heißt, gesunde Bakterien können den Darm neu besiedeln. Danach gilt es, die gesunden Verdauungsfunktionen aufrechtzuerhalten und den Darm fit zu halten.

1. Schritt: Die Regeneration der Darmschleimhaut

Die Darmschleimhaut muss geschützt werden, damit die lecken Stellen im Darm nicht mehr ständig neuen Reizungen ausgesetzt sind und in Ruhe abheilen können.

2. Schritt: Das Mikrobiom neu aufbauen

Unter dem Schutz der Schleimhaut können verschiedene Therapien die guten Bakterien unterstützen und das *Mikrobiom* wieder neu aufbauen, damit es seinen vielfältigen Aufgaben gerecht werden kann.

3. Schritt: Die Verdauung aktivieren

Ist die mikrobielle Neubesiedlung des Darms erreicht, können verschiedene Maßnahmen dazu beitragen, den Darm anzuregen und seine gesunden Funktionen aufrechtzuerhalten.

FALLBEISPIELE AUS DER PRAXIS

Die folgenden Fallbeispiele zeigen Ihnen, wie die Therapie des Leaky-Gut-Syndroms (LGS) in der Praxis erfolgen und Patienten von zum Teil schweren Krankheiten heilen kann. Auf den Seiten 184ff. erfahren Sie Wissenswertes zu therapeutischen Anwendungen wie der Gabe von *Prä-* und *Probiotika* oder einer *Simeticon/Dimeticon*-Emulsion (siehe Seite 188) mit medizinischem Sauerstoff sowie anderen nützlichen Therapien wie darmfreundlichen Nahrungsergänzungsmitteln.

1. MISSEMPFINDUNGEN DER NERVEN DURCH LGS

Ein 69 Jahre alter Patient, wir nennen ihn Herr B., litt unter einem sensiblen Nervenmissempfinden an den Fingern und Füßen, manchmal auch an den Lippen. Die Beschwerden hatte er seit drei Jahren und sie fühlten sich wie ein Brennen oder ein Sonnenbrand an. Zahlreiche Untersuchungen bei seinem Hausarzt, einem Neurologen und einem Rheumatologen konnten keine Ursache für diese seltsamen Missempfindungen finden. Herr B. trank Alkohol nur in Maßen, litt nicht unter Übergewicht, hatte aber seit mehreren Jahren ein Schilddrüsenleiden, für das er ein Medikament einnahm, sowie diverse Allergien, die im Frühling die Einnahme eines Antiallergikums nötig machten.

Neurologische Untersuchungen brachten keine Anzeichen für Sensibilisierungsstörungen oder Lähmungen zutage und auch keinen Anhaltspunkt für *Polyneuropathien*, also Nervenstörungen des peripheren Nervensystems, des Nervensystems außerhalb von Gehirn und Rückenmark. Eine Kernspinuntersuchung der Wirbelsäule ergab außer einer leichten Wirbelsäulenverformung keine weiteren Auffälligkeiten. Eine spezielle Untersuchung zeigte keine Ausscheidung von Schwermetallen im Urin, also lag offensichtlich keine chronische Schwermetallbelastung vor. Worin konnte die Empfindungsstörung des Patienten also seine Ursache haben?

Herr B. gab als Leitsymptom geringe Verdauungsbeschwerden an. Hierauf wurde in der Praxis der PANDA-Test mit folgendem Ergebnis durchgeführt:

PANDA-TESTERGEBNIS

ANALYSE	ANZAHL DER GEZÄHLTEN THROMBOZYTEN	EINHEIT	NORMWERT
Thrombozyten im EDTA-Blut	251	Tsd./µl	150–400 µl
Thrombozyten im Heparinblut	183	Tsd./µl	150–400 µl
Thrombozyten im Citratblut	**136**	Tsd./µl	150–400 µl

Im Ergebnis des Tests sehen Sie auffällige Werte, die im Zusammenhang mit der gesamten Befundkonstellation auf ein Leaky-Gut-Syndrom deuten.

Eine weitere Untersuchung von Stuhlproben auf sogenannte *intestinale Transmissionsmarker*, also Substanzen, die auf die Durchlässigkeit der Darmwand hinweisen, verstärkte den Verdacht auf eine funktionale Darmstörung. Durch eine weitere immunologische Untersuchung wurde bei dem Patienten auch eine entzündliche Reaktion im Gehirn nachgewiesen. Gewisse Proteine *(MOB-Peptide)* ließen sich im sogenannten *Lymphozytentransformatinstest* (LTT; MBP-Peptide) nachweisen, was auf eine vom Darm befeuerte Immunreaktion schließen ließ. Eine umfassende Darmsanierung mit Regenerierung des *Mikrobioms* verbesserte den Gesundheitszustand von Herrn B. binnen weniger Wochen und ließ seine Beschwerden zum Verschwinden bringen.

2. ALLERGIESYMPTOME UND HISTAMININTOLERANZ DURCH LGS

Der 55-jährige Herr K. litt längere Zeit unter spontan auftretenden Verdauungsbeschwerden, die sich nicht auf ein bestimmtes Nahrungsmittel zurückführen ließen. Nach bestimmten Speisen fühlte er eine deutliche Müdigkeit und litt unter einer »laufenden Nase«. Eine Darmspiegelung ergab keinen auffälligen Befund, bei einer Stuhluntersuchung zeigte sich jedoch eine erhöhte *intestinale* Histaminbildung (siehe dazu auch Seite 82).

BEISPIEL FÜR EIN TESTERGEBNIS MIT BESTIMMTEN ENTZÜNDUNGSPARAMETERN IN DER STUHLPROBE

PARAMETER	MESSWERT	NORMWERT	MESSEINHEIT
Haptoglobin Hinweis: Blut im Stuhl	**2,08**	< 2,0	µg/g
Histamin Sicherster Parameter einer intestinalen Allergie/Unverträglichkeit	**3000,9**	< 600	ng/ml
EPX Differenzierung Allergie/Unverträglichkeit	230 ng	< 350	ng/ml
M2PK Entzündungsmarker, Frühbiomarker des Kolonkarzinoms	< 1	< 4	U/ml

Interessanterweise waren in der gleichen Stuhlprobe auch vermehrt histaminbildende Bakterien nachweisbar.

BEISPIEL FÜR EINE UNTERSUCHUNG AUF HISTAMINBILDENDE BAKTERIEN IM DARM

HISTAMINBILDENDE BAKTERIEN	BEFUND	NORM-WERT	EINHEIT
Hafnia alvei	< 1,0 x 10000	< 1,0 x 10000	kulturbildende Einheiten/g Stuhl
Klebsiella pneumoniae	**2,0 x 1000000**	< 1,0 x 10000	kulturbildende Einheiten/g Stuhl
Morganella	< 1,0 x 10000	< 1,0 x 10000	kulturbildende Einheiten/g Stuhl

Damit war klar, dass Herr K. unter einer Histaminintoleranz litt. Die anschließende Untersuchung auf das entsprechende Histamin-Abbausystem Diaminoxidase (DAO) verlief interessanterweise ohne auffälligen Befund. Dazu ist wichtig zu wissen, dass dieses Enzymsystem nur zum geringeren Teil für den Histaminabbau verantwortlich ist. Irrtümlicherweise wird diese Untersuchung jedoch immer wieder für den Ausschluss einer Histaminintoleranz herangezogen. Der eigentliche Histaminabbau findet jedoch in der Leber statt. Für den Abbau des Histamins werden dabei besonders Kupfer, Zink und Vitamin B_6 benötigt. Diese Elemente zeigen jedoch bei einem Leaky-Gut-Syndrom sehr oft Mangelerscheinungen.

Auch im Fall von Herrn K. war eine ausreichende Darmsanierung mit Beseitigung histaminbildender Klebsiellen, eines *Enterobakteriums*, die richtige Therapie. Nach längerfristiger Einnahme eines *Dimeticons* (siehe Seite 188) erfolgte der Aufbau des *Mikrobioms* mit probiotischen Präparaten (zum Beispiel Laktobakterien), und das Problem war beseitigt.

3. MÜDIGKEIT, VERDAUUNGS-PROBLEME UND LEISTUNGSABFALL DURCH LGS

Die 28-jährige Frau L. litt unter chronischen Verdauungsbeschwerden, Müdigkeit, Unkonzentriertheit und zunehmender Leistungsschwäche. Alle zuvor durchgeführten medizinischen Untersuchungen brachten kein greifbares Ergebnis, sodass die Ärzte eine psychische Ursache der Leiden vermuteten.

Der erhöhte Wert des *Zytokins Interleukin 6* wies jedoch auf eine immunologische Reaktion hin, es konnte aber keine schleichende Infektion zum Beispiel von Borreliose und Herpesviren festgestellt werden. Die Werte der *Immunglobuline IgG* waren auffällig und es stellten sich Nahrungsmittelunverträglichkeiten gegenüber Gluten, Eiprodukten und Milchprodukten heraus.

Der unverminderte Verzehr dieser Nahrungsmittel hatte offensichtlich zum Leaky-Gut-Syndrom beigetragen. Ob diese Unverträglichkeiten oder auch andere Gründe für eine entzündliche Reaktion an der Darmschleimhaut verantwortlich waren, bleibt unklar. Durch Umstellung der Ernährung auf allergenfreie Lebensmittel und eine gezielte Therapie der Störung im *Mukosa*-System der Darmschleimhaut konnten die Beschwerden von Frau L. deutlich gemildert werden.

Die Behandlung der Darmschleimhaut gelang in diesem Fall erfolgreich mit einem Spezialpräparat, das unter anderem eine Kombination aus Zink, Glutamin und hypoallergenem Lezithin enthielt *(Colon Guard)*. Diese drei Wirkstoffe sind in der Lage, Heilvorgänge an der Darmschleimhaut zu unterstützen. Besonders Zink und Glutamin sind als »Nährstoffe« für Heilungsvorgänge wichtig (siehe auch Seite 190). Das *Lezithin* soll den Darmschleim in sich verfestigen und damit eine Schutzschicht für die darunterliegenden Darmzellen ermöglichen.

4. STÄNDIGER JUCKREIZ UND NESSELSUCHT DURCH LGS

Bei der 62-jährigen Frau G. konnten zunächst keine Ursachen für ihre langjährige Nesselsucht identifiziert werden. Sie begab sich zur Abklärung einer möglichen Nahrungsmittelallergie beziehungsweise -unverträglichkeit in die Praxis und beschrieb, dass die Beschwerden bislang in einem unregelmäßigen zeitlichen Abstand zur Nahrungsaufnahme auftraten.

In der Stuhlprobe wurde ein erhöhter *Histamin*wert festgestellt:

PARAMETER	MESSWERT	NORMWERT	MESSEINHEIT
Histamin Sicherster Parameter einer intestinalen Allergie/Unverträglichkeit	**2584**	< 600	ng/ml

Zur Bestimmung der tatsächlichen *intestinalen Histamin*last gibt es seit Kurzem eine sehr verlässliche und präzise Untersuchungsmethode, bei der die Stuhlprobe mit einem speziellen System in eine Konservierungsflüssigkeit eingetaucht wird und sich die Histaminkonzentration danach nicht mehr verändern kann.

TIPP

Im Vorfeld der Gewinnung von Untersuchungsmaterial (Blut, Harn, Stuhl) für eine *Histamin*bestimmung im medizinischen Labor sollten keine stark histaminhaltigen Nahrungsmittel (Thunfisch, Sauerkraut, Käse, Rotwein etc.) konsumiert werden. Weiterhin ist der Genuss von Alkohol zu vermeiden!

Ein Hinweis auf eine Histaminintoleranz ist bei folgender Konstellation der Labormesswerte gegeben:

- verminderte *DAO*-Aktivität im Blut,
- *Histamin* im Stuhl erhöht.

Histamin ist aktiv an der Auslösung eines Leaky-Gut-Syndroms beteiligt. Die zusätzliche Untersuchung auf *α-1-Antitrypsin*, einem Biomarker zur Diagnose einer Darmfunktionsstörung, erwies sich bei Frau G. als deutlich erhöht:

PARAMETER	MESSWERT	NORMWERT	MESSEINHEIT
α-1-Antitrypsin Sicherer Biomarker für die Darmdurchlässigkeit	**> 225**	27	mg/dl

Die Untersuchung auf Nahrungsmittelunverträglichkeiten verlief jedoch ohne besonderen Befund. Es waren keine Immunglobuline ausreichend nachweisbar, die auf eine Unverträglichkeitsreaktion hingedeutet hätten.

Austestung und Differenzierung zwischen Nahrungsmittelunverträglichkeiten (IgG) und Nahrungsmittelallergien (IgE):

TEST	TESTERGEBNIS	EINHEIT	SKALA
IgG Pool	**0,48**	kU/l	1
IgE Pool	< 0,35	kU/l	0

Weder Verdacht auf Nahrungsmittelallergie noch auf Nahrungsmittelunverträglichkeit.

TEST	TESTERGEBNIS	EINHEIT	SKALA
IgG Pool	**48,0**	kU/l	4
IgE Pool	< 0,35	kU/l	0

Verdacht auf Vorliegen einer Nahrungsmittelunverträglichkeit, Nahrungsmittelallergie eher unwahrscheinlich.

TEST	TESTERGEBNIS	EINHEIT	SKALA
IgG Pool	0,70	kU/l	1
IgE Pool	**13,0**	kU/l	0

Verdacht auf Vorliegen einer Nahrungsmittelallergie, gleichzeitiges Vorliegen einer Nahrungsmittelunverträglichkeit eher unwahrscheinlich.

Erhöhte *Histamin*werte können nicht nur auf eine Histaminintoleranz hinweisen, sondern auch bei den folgenden Erkrankungen gefunden werden:

- *Mastozytose* – eine systemische Erkrankung mit gesteigerter Anhäufung von Mastzellen in Geweben des Körpers,
- bestimmte Formen bösartiger Erkrankungen des blutbildenden Systems (zum Beispiel chronisch *myeloische Leukämie, Polycythaemia rubra vera*) sowie
- bestimmte neuroendokrine Tumore (sogenannte Karzinoide).

Als maßgebliche Größe für eine *Mastozytose* wird die Bestimmung des Enzyms *Tryptase* empfohlen, da die Tryptase permanent von den Mastzellen abgegeben wird. Tatsächlich ergab im Fall von Frau G. die weitere Blutuntersuchung einen Hinweis auf eine *Mastozytose*.

PARAMETER	MESSWERT	NORMWERT	MESSEINHEIT
Tryptase Biomarker für den Verdacht auf Mastzell-Aktivierungssyndrom (MAS) beziehungsweise Mastozytose	**16,8**	11	µg/l

Die *Mastozytose* stellt eine Anhäufung von bestimmten Blutzellen (histaminreichen Mastzellen) im Körper dar. Die Erkrankung kann mit vielen Symptomen einhergehen und wird daher oft nicht richtig erkannt. Das *Histamin* kann zu den typischen Symptomen wie Juckreiz, Müdigkeit, Muskelschmerzen und Hautproblemen beitragen. Oft sind diese Hautveränderungen rotbraune Flecken, die durch Druck oder Reiben anschwellen. Es bilden sich juckende Quaddeln, mitunter auch Blasen. Das im Darm bei der Verdauung freigesetzte *Histamin* ist auch an der Entstehung des Leaky-Gut-Syndroms beteiligt.

Durch eine Ernährungsumstellung auf histaminarme Lebensmittel gelang es im Fall von Frau G., die *Histamin*last im Darm zu reduzieren. Das Leaky Gut reduzierte sich in den nachfolgenden Stuhlkontrollen und die Beschwerden besserten sich deutlich.

HISTAMINREICHE LEBENSMITTEL (AUSWAHL)

LEBENSMITTEL	AMINGEHALT (MG/KG)
Thunfisch	0,1–13 000
Sardine	110–1500
Sauerkraut	6–200
Spinat	38
Tomaten	22
Salami	0,1–279
Westfälischer Schinken	38,2–159
Rotwein	0,6–3,8
Emmentaler Käse	0,1–555
Harzer Käse	390
Gouda	29,5–180

Wissenswert in diesem Zusammenhang ist, dass Konservierungsstoffe und Farbstoffe in Lebensmitteln sowie geräucherte oder haltbar gemachte Lebensmittel *Histamin*reaktionen im Verdauungssystem auslösen können. Wie Sie oben erfahren haben, ist für den *Histamin*abbau ein empfindliches System in der Darmschleimhaut mitverantwortlich, die *Diaminoxidase*, abgekürzt *DAO*. Gewisse Medikamente können dieses Enzym hemmen. Speziallabore sind in der Lage, die Aktivität dieses Enzyms im Serum (Blut) zu bestimmen. Wenn Sie also Medikamente einnehmen, sollten Sie mögliche Unverträglichkeiten beziehungsweise Risiken mit dem Arzt abklären. Nachfolgend finden Sie eine Auswahl solcher Medikamente.

MEDIKAMENTE, DIE EINE DAO-HEMMENDE WIRKUNG HABEN (AUSWAHL)

Acetylcysteine	Clavulansäure
Pancuronium	Ambroxol
Dihydralazin	Propafenon
Aminophyllin	Isoniazid
Verapamil	Amitriptylin
Metamizol	Chloroquine

Es stellte sich heraus, dass Frau G. Schleimlöser einnahm, die *Acetylcystein* enthielten, und dazu auch schmerzlösende Medikamente wie *Metamizol*. So geriet sie in einen Teufelskreis, da der Abbau des *Histamins* durch die Arzneimittel verzögert wurde und die Symptome ihrer Krankheit verstärkt wurden.

5. CHRONISCHES LYMPHÖDEM DURCH LGS

Mehrere Jahre litt die 46 Jahre alte Frau H. unter geschwollenen Armen und Beinen. Untersuchungen und Tests ergaben, dass weder eine *Thrombose* noch Operationen oder bösartige Erkrankungen die Ursache dieser Schwellungen waren, die besonders die unteren Bereiche der Arme und Beine betrafen.

Allerdings berichtete Frau H., dass Hautentzündungen an den Beinen (*Erysipele*) aufgetreten waren, die sie mit Antibiotika behandeln musste. Später traten Venenentzündungen auf, die die Lymphgefäße schädigten und eine Lymphabflussstörung erzeugten.

Durch Stuhluntersuchungen wurde schließlich ein Leaky-Gut-Syndrom bei ihr diagnostiziert. Ob dies eine Folge der Antibiotikatherapie war, lässt sich nicht mit Sicherheit sagen. Der PANDA-Test zeigte jedenfalls eine Störung der *Thrombozytenaggregation* (siehe auch Seite 158). Mit der erhöhten entzündlichen Reaktion an den Gefäßen (*Vaskulitis*) konnte die Abflussstörung und *Lymphangitis* (Entzündung der Lymphbahnen) erklärt werden.

Nach einer umfassenden Darmbehandlung verringerten sich die Entzündungen auf der Haut nach mehreren Wochen deutlich, und auch die Begleitstauungen gingen stark zurück.

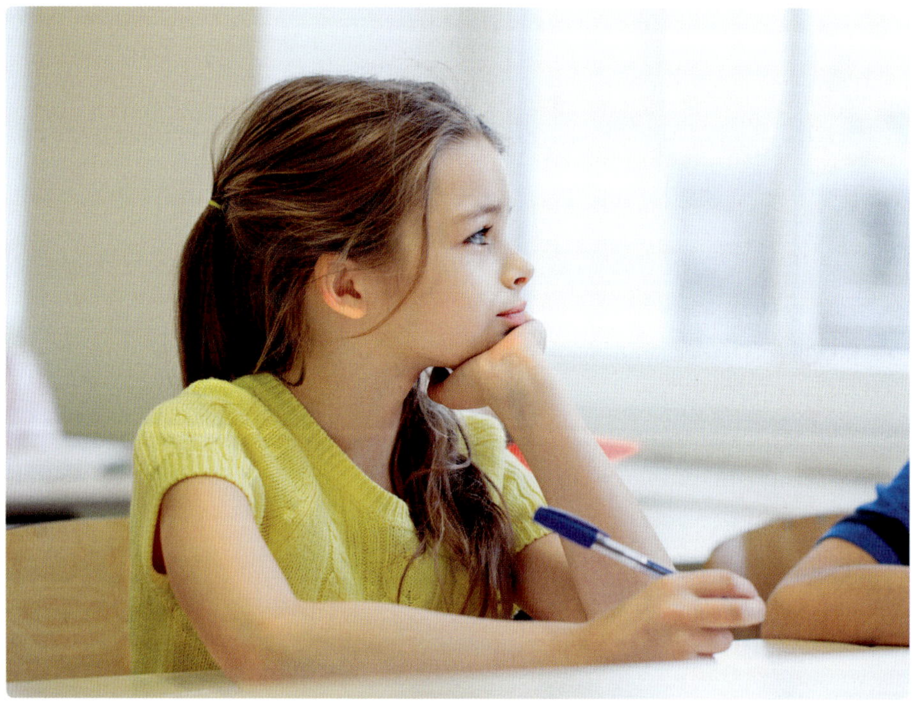

Auch durch verminderte Konzentrationsfähigkeit kann sich ein Leaky-Gut-Syndrom ausdrücken.

6. UNRUHE UND KONZENTRATIONSSTÖRUNGEN DURCH LGS

Ein elfjähriger Junge hatte bereits als Kleinkind ständig mittelschwere Infekte der oberen Atemwege mit erhöhtem Fieber, die von den behandelnden Ärzten häufig mit Antibiotika behandelt wurden. Die Stuhlprobe ergab ein deutliches Leaky-Gut-Syndrom mit erhöhten *EPX*-Werten, erhöhtem *α-1Antitrypsin* und sogar *Calprotectin* (einem Marker für Entzündungsaktivität im Darm). Die erhöhte Darmdurchlässigkeit führte zu einem starken Zink- und Glutaminverlust der Darmschleimhaut. Zink und Glutamin sind für die Integrität der Darmschleimhautbarriere wichtig.

PARAMETER	MESSWERT	NORM-WERT	MESSEINHEIT
Histamin Sicherster Parameter einer intestinalen Allergie/Unverträglichkeit	**7064**	< 600	ng/ml
α-1-Antitrypsin Sicherer Biomarker für die Darmdurchlässigkeit	**112**	< 27	ng/ml
SIgA Schleimhautantikörper sind in der ersten Phase meist erhöht und bei längerem Andauern der Belastung erniedrigt	**4744**	510–2040	µg/ml
Calprotectin Tritt bei schweren Schleimhautschäden der Darmwand auf (Geschwüre/Ulcera)	**80,59**	< 50	mg/ml
EPX Allergie/Unverträglichkeit	**1314**	< 350	ng/ml

ZINK UND GLUTAMIN – WICHTIGE HELFER

Bei *Glutamin* beziehungsweise *L-Glutamin* handelt es sich um eine »semi-essenzielle« Aminosäure. Das bedeutet, sie kann sowohl über die Nahrung aufgenommen als auch vom Körper selbst hergestellt werden. Gebildet wird sie in erster Linie in den Skelettmuskeln. Mit einem Anteil von 20 Prozent ist *Glutamin* die Aminosäure, die am stärksten im menschlichen Blut vorkommt.

Um die Wirkung von *Glutamin* auf die geistige Leistungsfähigkeit zu untersuchen, wurde 42 gesunden Männern und Frauen im Alter zwischen 40 und 76 Jahren ein Ergänzungsmittel mit *Glutamin*, *Glycin* und *Niacin* verabreicht. Daraufhin ließ sich ein positiver Effekt auf die Vitalität und das Gedächtnis der betreffenden Personen feststellen.

In einer US-amerikanischen Studie mit mehr als 200 Kindern wurde getestet, ob Zink als tägliche Nahrungsergänzung über zehn Wochen Auswirkungen auf die geistige Leistungsfähigkeit hat. Im Ergebnis schnitten sie in Tests bei Aufmerksamkeit und Konzentrationsvermögen, Lernfähigkeit, logischem Denken und Gedächtnisleistungen tatsächlich besser ab als Altersgenossen, die kein Zink bekommen hatten.

Die Gabe von Zinkpräparaten zusammen mit der biologischen Aminosäure *L-Glutamin*, die auch in der Nahrung vorkommt, konnte dem Jungen zu einer verbesserten Konzentrationsfähigkeit verhelfen. Auch der Verzicht auf Süßigkeiten mit ihren Farb- und Konservierungsstoffen sowie auf haltbar gemachte Lebensmittel wirkte sich positiv aus. Stattdessen gab es viel frisches

Obst und Gemüse. Die schulischen Leistungen verbesserten sich in kurzer Zeit erheblich. Zur Stabilisierung der Darmflora wurden zusätzlich *Prä-* und *Probiotika* (siehe Seite 184ff.) altersentsprechend eingesetzt.

7. CHRONISCHE SCHMERZEN DURCH LGS

Herr L. litt seit mehr als acht Jahren unter Kopfschmerzen. Begonnen hatten die Schmerzen nach einer Epsiode wiederholter Nebenhöhlenvereiterungen, die mehrfach mit Antiobitka behandelt wurden. Trotzdem hörten die Entzündungen im Nasen- und Ohrenbereich nicht auf, dazu kam eine ständige Sekretabsonderung, besonders nach dem Essen, und andauernde Müdigkeit.

Bei einer Immun-Stuhl-Untersuchung wurde ein erheblich erhöhter *Histamin*wert festgestellt. Auch der *α-1-Antitrypsin*-Wert war stark erhöht. Das Blutbild zeigte stark erhöhte Werte im Immunscreening (*IgG*) gegenüber verschiedenen Lebensmitteln und Lebensmittelzusatzstoffen. Weiterhin wurde bei Herrn L. eine Unverträglichkeit gegenüber Glutenklebereiweiß und Kasein gefunden sowie eine Glutamat- und Salicylatintoleranz. Dabei handelt es sich um Reaktionen, die häufig nicht unmittelbar nach der Nahrungsaufnahme auftreten, was ihre Zuordnung außerordentlich schwer macht. Möglicherweise hatte die Medikamentenbelastung langfristig zum Leaky-Gut-Syndrom beigetragen und die Lebensmittelunverträglichkeiten hervorgerufen. Interessant war bei diesem Fall, dass das erhöhte *Histamin* im Darm nicht durch typische Nahrungsmittelallergien ausgelöst wurde, sondern auf der Basis von Unverträglichkeiten.

Nach eingehender Beratung über die Unverträglichkeiten wurde bei Herrn L. eine Darmsanierung mit *Colon Guard* und *Probiotika* (siehe Seite 184) zur Therapie des Leaky Guts eingeleitet und die Beschwerden besserten sich binnen weniger Wochen.

8. ERFOLGLOSES ABNEHMEN ÜBER LÄNGERE ZEIT DURCH LGS

Die 46-jährige Frau S. kämpfte bereits seit mehreren Jahren mit Übergewicht. Sie hatte mit 38 Jahren nochmals ein Kind bekommen, konnte nach der Geburt ihr altes Gewicht nicht mehr erzielen und im Lauf der Zeit verstärkten sich die Gewichtsprobleme. Crashdiäten brachten stets nur kurzfristigen Erfolg. Ein Besuch beim Endokrinologen hatte keinen Aufschluss über Stoffwechselunregelmäßigkeiten oder Probleme mit der Schilddrüse ergeben.

Eine Stuhlprobe zur Untersuchung auf ein Leaky-Gut-Syndrom zeigten einen auffälligen *Histamin-* und *α-1-Antitrypsin*-Wert. Weiterhin wurde eine Nahrungsmittelintoleranz (Typ IgG) und eine Glutenintoleranz festgestellt. In der Ernährungsberatung wurde ihr nahegelegt, glutenhaltige Nahrungsmittel einzuschränken. Frau S. nahm daraufhin ohne große Mühe in den folgenden vier Wochen fünf Kilo ab.

9. CHRONISCHE MÜDIGKEIT DURCH LGS

Die 32-jährige Frau M. war ein Jahr zuvor an einer grippeähnlichen Symptomatik erkrankt, die sich trotz Einnahme von Antibiotika über Wochen hinzog. Dabei traten immer wieder Schwellungen der Lymphknoten am Hals auf und sie fühlte sich besonders in Zeiten erhöhter Anstrengung immer wieder fiebrig, matt und geschwächt.

Beim Hausarzt hatte Frau M. ihren Eisenspiegel und den Spiegel des Vitamin B_{12} überprüfen lassen. Diese Werte waren unauffällig. Die Patientin zeigte im Immunprofil jedoch Zeichen einer aktivierten Virus-Immunabwehr, nämlich eine positive Reaktion auf *EBV*-Virus (Epstein-Barr-Virus, Pfeiffer'sches Drüsenfieber). In ihrem Immunprofil war eine anhaltende latente Virusinfektion mit *Lyse*-Aktivität, also andauernder Zellzerstörung, erkennbar. Im Speichel waren ebenfalls vermehrte Viruskopien nachweisbar. Die Stuhluntersuchung war in Bezug auf ein Leaky-Gut-Syndrom positiv. Frau M. hatte also offensichtlich eine *EBV*-Infektion durchgemacht und die Antibiotikaeinnahme hatte das ökologische Gleichwicht der Darmflora aus der Balance gebracht. Durch die daraufhin entstandene Darmschleimhautschädigung hatte sich ein nachhaltiges *Malabsorptionssyndrom*, das heißt eine mangelhafte Aufnahme an wichtigen Vitalstoffen, entwickelt.

Die Behandlung konzentrierte sich auf die Regeneration der *intestinalen* Schleimhaut und die Gabe von Zink, um den Mangel an diesem Spurenelement auszugleichen. Auch ein nachgewiesener Vitamin-D_3-Mangel wurde korrigiert und nach einer Mikroimmuntherapie, durch die die körpereigene Abwehr gestärkt wurde, konnte Frau M. erstmals nach vier Monaten ihre Arbeit wieder aufnehmen, die sie wegen der anhaltenden Konzentrationsschwäche und körperlichen Erschöpfung ausgesetzt hatte.

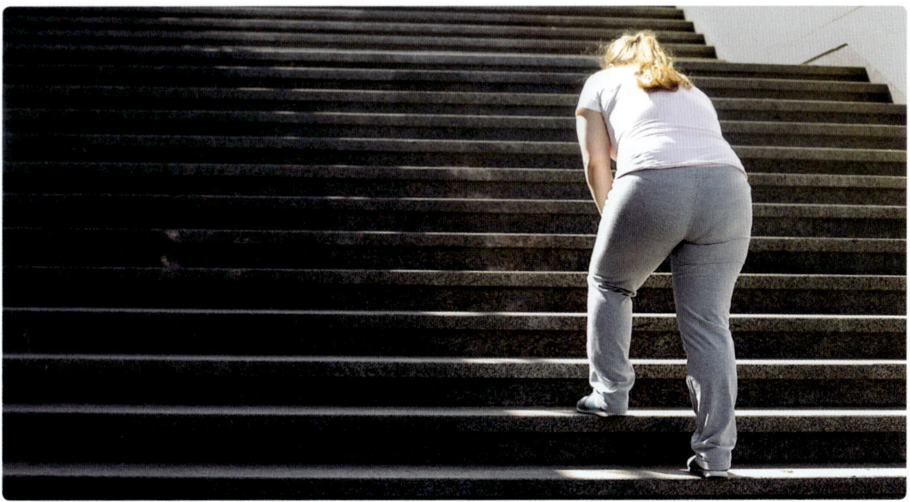

Vergebliche Versuche, Gewicht zu verlieren, und auch das Gefühl von ständiger Erschöpfung können in einer Durchlässigkeitsstörung der Darmwand ihre Ursache haben.

WICHTIGE HELFER BEI DER DARMSANIERUNG

Es gibt zahlreiche Substanzen, welche die Sanierung und Regeneration der Darmschleimhaut wirkungsvoll unterstützen können. Eine besondere Rolle spielen hier die Pro- und Präbiotika, die für das Darmmikrobiom von großem Nutzen sind.

PROBIOTIKA UND PRÄBIOTIKA – FITMACHER FÜR DEN DARM

Probiotika nennt man bestimmte Bakterien, die einen Anteil am *Darmmikrobiom* bilden und positiven Einfluss auf die Darmgesundheit haben. Sie können in aktiver Form, also etwa über damit angereicherte Nahrungsmittel, dem Darm zugeführt werden, müssen aber magen- und gallensaftresistent sein, um nicht von den aggressiven Säuren im Magen zerstört zu werden. Laktobazillen und Bifidobakterien zählen zu den bekanntesten Probiotika. Weniger geläufig ist *Akkermansia muciniphila*, ein gramnegatives, strikt anaerobes Bakterium, das im menschlichen Darmtrakt eng mit der Schleimhaut verbunden ist und der auf den Epithelzellen aufliegenden Muzinschicht als Nährstoffquelle nützt. Ist dieser Keim ausreichend vorhanden, produziert er in der Darmschleimhaut Stoffwechselprodukte *(Butyrate)*, die wiederum anderen wichtigen Darmbakterien wie zum Beispiel dem *Faecalibacterium prausnitzii* als Nahrungsquelle dienen können. Eine verminderte Keimzahl von *Akkermansia muciniphila* steht häufig in Zusammenhang mit chronisch entzündlichen Prozessen an der Darmschleimhaut und ist daher auch sehr häufig beim Leaky-Gut-Syndrom zu beobachten. Die Bestimmung der *Akkermansia*-Keimzahl ist somit ein möglicher Indikator für den Zustand der Dickdarmschleimhaut beziehungsweise der Muzinschicht. Präbiotika unterstützen die Wirkung der Probiotika. Sie tragen zur Milieuverbesserung bei und fördern die Ansiedlung gesunder Bakterien im Darm. Bei Präbiotika handelt es sich nämlich um unverdauliche Nahrungsbestandteile, die den Bakterien als »Futter« dienen. Diese Ballaststoffe, auch Faserstoffe oder Pflanzenfasern genannt, sind Gerüst- und Stützsubstanzen der Pflanzen. Man unterscheidet zwischen den löslichen (die Wasser binden) und den unlöslichen Ballaststoffen (die transportieren). Zu den Ballaststoffen gehören Cellulose, Hemicellulose, Pektin, Agar-Agar, Lignin und andere. Tierische Produkte sind praktisch frei von Ballaststoffen. Pro Tag sollten Erwachsene etwa 30 Gramm von ihnen aufnehmen, und zwar insbesondere durch den Verzehr von Vollkornprodukten, Obst, Gemüse, Nüssen, Sprossen und Hülsenfrüchten. Lösliche Ballaststoffe, wie sie in Akazienfasern vorkommen, binden und scheiden zusätzlich Gallensäure aus. Bei der Produktion frischer Gallensäure wird Cholesterin verbraucht; Ballaststoffe senken somit den Cholesterinspiegel. Außerdem hemmen sie fettspaltende Enzyme, wodurch weniger Fett aus der Nahrung in den Körper aufgenommen werden kann. Bei Ballaststoffen gibt es noch keinen offiziell festgelegten Tagesbedarf. Die DGE (Deutsche Gesellschaft für Ernährung) empfiehlt mindestens 30 Gramm Ballaststoffe pro Tag.

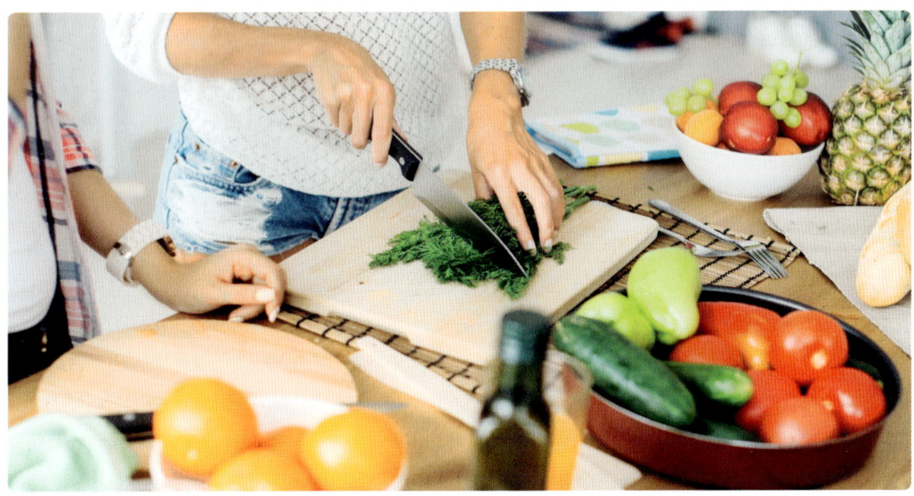

Obst und Gemüse sind wichtige Ballaststofflieferanten und sollten täglich verzehrt werden.

ÜBERSICHT HANDELSÜBLICHER PRÄBIOTIKA

PRÄBIOTIKUM	LEBENSMITTEL-BEISPIELE	WIRKUNGEN	INDIKATIONEN/ EINSATZGEBIETE
Galactooligosaccharide (Raffinose, Verbascose, Stachyose)	Hülsenfrüchte (insbesondere Sojabohne, Kürbisgewächse, Spargel, Kohl, Brokkoli, Rote Bete, Zwiebelgewächse, helle Pfirsiche, Wassermelonen, Zuckerrrübe und Zuckerrohr, einige Bindemittel wie Johannisbrotkernmehl, Traganth	Darm-Mukosaschutz (Wachstum von Faecalibacterium prausnitzii und/ oder Akkermansia) Wachstum von Bifidobakterien und Laktobazillen	Leichte Schleimhautentzündungen, Defizite von Akkermansia und/oder Faecalibacterium, Bifidobacterium, Laktobazillen
Fructooligosaccaride	Topinambur, Spargel, Chicorée, Zwiebel, Lauch, Knoblauch, Endivie, Radicchio, Artischocke, Kohl, Brokkoli, helle Pfirsische, Wassermelone	Darm-Mukosaschutz (Wachstum von Faecalbacterium prausnizii, Akkermansia muciniphila)	Leichte Schleimhautentzündungen, Defizite von Akkermansia und/oder Faecalibacterium, Bifidobacterium
Polyfructane, zum Beispiel Inulin	Topinambur, Spargel, Chicorée, Schwarzwurzel, Artischocke, Zwiebel, Lauch, Knoblauch, Löwenzahnwurzel	Wachstum von Bifidobakterien und Laktobazillen, Hemmung von Toxinbildnern (Clostridium histolyticum)	Leichte Schleimhautentzündungen, Defizite von Akkermansia und/oder Faecalibacterium, Bifidobacterium, Laktobazillen
Resistente Stärke	Gekochte, abgekühlte Kartoffeln, Brotkrume, altbackenes Brot, Getreideflocken, gedämpftes, vorgegartes Getreide	Fördert Butyratbildung	Zu geringer Firmicutenanteil, dominante Fäulnisflora
Modifizierte Stärke	Brotkruste, Extruderprodukte, Getreideflake	Fördert Bifiduswachstum	Zu geringer Firmicutenanteil, dominante Fäulnisflora, Mangel an Bifidobacterium

AKAZIENFASER – DER ABSOLUTE GEHEIMTIPP

Akazienfasern stellen wasserlösliche Ballaststoffe dar, die, wie Sie oben schon erfahren haben, bestimmten Bakterien als »Futter« dienen und auf diese Weise die Teilung der spezifischen Bakterien *Akkermansia muciniphila* und *Faecalibacterium prausnitzii* stimulieren. Durch das vermehrte Wachstum dieser für den Darmschleimhautaufbau außerordentlich wichtigen Bakterien wird die Aufspaltung unserer Nahrung zu kurzkettigen Fettsäuren entscheidend verbessert. Dies dient insbesondere der Regeneration der geschädigten Darmschleimhautzellen, die solche kurzkettigen Fettsäuren besonders gut verwerten können.

In der afrikanischen Sahelwüste wachsen die Akazienbäume, die den Rohstoff für die Akazienfasern liefern. Durch einen Einschnitt der Baumrinde wird der benötigte Baumsaft gewonnen und gesammelt. Schonend gereinigt, getrocknet und gemahlen dient Akazienfaserpulver als löslicher Ballaststoff zur Regulation der Verdauung. Akazienfaserpulver ist neutral in Geschmack, Geruch sowie Farbe. Es wird sehr gut vertragen und es treten keine lästigen Blähungen auf. Im Gegensatz zu anderen Ballaststoffpräparaten ist eine erhöhte Flüssigkeitszufuhr bei Akazienfasern nicht zwingend notwendig, wird jedoch empfohlen.

Die komplexe, verzweigte Struktur der Akazienfaser verhindert im Unterschied zu vielen anderen löslichen Ballaststoffen die Bildung von großen Gasmengen im Verdauungssystem. Krämpfe und Blähungen können dadurch vermieden werden. Zweimal täglich zwei gestrichene Esslöffel in ein Glas Wasser eingerührt und eine halbe Stunde vor einer Mahlzeit eingenommen, kann sie ihre Wirkung am besten entfalten. Allerdings ist auch hier Vorsicht geboten: Akazienfasern sind kein Abführmittel. Sie bewirken eine Regulation des Stuhlgangs und sind somit erst nach regelmäßiger Einnahme von mindestens einer Woche vollständig aktiv.

SALUTOSIL – SCHUTZFILM FÜR DEN DARM

Sie erinnern sich an den Pathomechanismus, wie sich körpereigene Moleküle und Zellen, zum Beispiel die Blutplättchen, mit *Endotoxinen* aus dem durchlässigen Darm beladen und sie zu allen Organen transportieren, wo sie großen Schaden in Form von Entzündungsprozessen anrichten können (siehe Seite 159ff.)? Bisher gab es keine therapeutischen Ansätze, um diesem gefährlichen *Endotoxin*-Transfer aus dem Darm wirkungsvoll zu begegnen. In ersten vorklinischen Untersuchungen konnte herausgefunden werden, dass spezielle Silikonöle, sogenannte *Dimeticone*, die Schleimhaut des Darms schützen können, indem sie die defekten Stellen abdecken und so die *Endotoxine* an der Einwanderung hindern. Für die orale Anwendung beim Menschen wurde eine medizinische *Simeticon/Dimeticon*-Emulsion mit medizinischem Sauerstoff in Verbindung gebracht. Das »oxigenierte«, also mit Sauerstoff angereicherte, *Dimeticon* bildet knäuelartige Mikrostrukturen, die sich auf die Leckstellen der Darmbarriere legen und so den Durchtritt bakterieller *Endo*- und *Enterotoxine* verhindern. Der frei werdende elementare Sauerstoff hat einen positiven Einfluss auf die Darmschleimhaut, indem er die Regenerierung ihrer Zellen, der *Enterozyten*, fördert und zusätzlich einen ausgleichenden Effekt auf das *Mikrobiom* entfaltet.

Die *Simeticon-Emulsion* Salutosil hat keinerlei Nebenwirkungen und verlässt nach zehn bis zwölf Stunden vollständig und unverändert den Darm auf natürlichem Weg. Wechselwirkungen mit Nahrungsbestandteilen und Medikamenten oder Veränderungen der Resorption von Nährstoffen sind nicht möglich. Die chemische Struktur der *Dimeticone* ist im biologischen, biochemischen Milieu unseres Körpers nicht veränderbar, das heißt, sie bleibt bei chemischen Reaktionen unbeteiligt, was in der Fachsprache »inert« genannt wird. Eine besonders gute Wirksamkeit entfaltet die *Simeticon-Emulsion* bei chronischen *Helicobacter*-Infektionen des Magens. Nach einer drei- bis vierwöchigen Anwendung konnte bei allen behandelten Patienten eine vollständige Beseitigung der Keime beobachtet werden. Bei Autoimmunerkrankungen des Darms wie einem *Morbus Crohn* ist die Therapiedauer von der Schwere der Erkrankung abhängig und kann mitunter mehrere Jahre dauern. Zur Kontrolle des Heilungsverlaufs stehen spezielle diagnostische Möglichkeiten mit Biomarkern zur Verfügung.

LEZITHIN, ZINK & CO. – WERTVOLLE NAHRUNGSERGÄNZUNGEN FÜR DEN DARM

Lezithin

Beim Leaky-Gut-Syndrom spielt das *Phosphatidylcholin*, bekannter unter dem Namen *Lezithin*, eine wichtige Rolle für die Barrierefunktion des Darms. Chemisch ist es ein sogenanntes *Phospholipid*, das unter anderem auch für die Viskosität, die Zähigkeit, des Darmschleims verantwortlich ist.

Mit der veränderten Viskosität des Darmschleims beim Leaky-Gut-Syndrom wird die Barrierefunktion der Darmschleimhaut reduziert, wodurch sich die bakterielle Zusammensetzung negativ verändert – und in dessen Folge möglicherweise auch die Immunitätslage. So wurde in einer Untersuchung gezeigt, dass es zur Reduktion von Laktobazillen im Darmschleim kommt. Diese Bakterien tragen durch Verknüpfung von kurzkettigen Fettsäuren zur Ernährung der *Kolonozyten* – der Darmschleimhautzellen an der Oberfläche des Dickdarms – bei. Ein Mangel an kurzkettigen Fettsäuren kann ebenfalls die Darmschleimhaut in Mitleidenschaft ziehen.

In einer klinischen Studie konnte gezeigt werden, dass die Darmschleimhaut bei entzündlichen Erkrankungen wie zum Beispiel bei *Colitis ulcerosa* deutlich weniger *Lezithin* enthält als die von gesunden. Diese Ergebnisse lassen vermuten, dass der *Lezithin*gehalt und damit die Viskosität des Darmschleims einen entscheidenden Einfluss auf den Verlauf von entzündlichen Darmerkrankungen ausübt. Das *Lezithin* dient auf der Darmwand als Barriere zum Schutz der Darmschleimhaut vor bakterieller Infektion und vor dem Eindringen von Bestandteilen aus dem Darm, wodurch ein entzündlicher Effekt in der Darmwand schneller abklingen kann.

Oral verabreichtes *Phosphatidylcholin* reagiert direkt mit der Darmschleimhaut und verhindert eine erhöhte Durchlässigkeit der Darmschleimhaut. Die *Phospholipide* aus dem *Lezithin* integrieren sich dabei in die Membran der in einem Entzündungsherd vorkommenden aktiven Zellen und rufen so einen antientzündlichen Effekt hervor.

L-Glutamin

Glutamin ist ein wichtiger Nährstoff, um die Darmbarrierefunktion aufrechtzuerhalten. Ein Mangel an *L-Glutamin* führt zu Zottenatrophie – dem Abflachen der normalerweise dicht gefalteten Darmzotten mit der Auswirkung, dass die Darmschleimhaut zu wenig Nährstoffe aufnehmen kann –, verminderter Ausschüttung von *Tight-Junction*-Proteinen und einer erhöhten Durchlässigkeit der Darmwand. Eine Verabreichung von *Glutamin* als Nahrungsmittelergänzung kann die Darmbarrierefunktion verbessern, wie in einigen klinischen Untersuchungen festgestellt wurde.

Zink

Das Spurenelement Zink spielt in unserem Stoffwechsel eine wichtige Rolle und hat für die Funktion des Immunsystems und für die Wundheilung eine große Bedeutung. Zink entfaltet auch im Darm schützende Wirkungsweisen, wie Sie bereits erfahren haben (Seite 171). So stabilisiert Zink die Darmschleimhaut und fördert Reparaturprozesse an den *Enterozyten*. Das Spurenelement wirkt damit der erhöhten Durchlässigkeit der Darmwand entgegen und kann zur Abheilung eines Leaky-Gut-Syndroms einen wertvollen Beitrag leisten.

DER KOMPAKT-GUIDE FÜR EINE UMFASSENDE DARMSANIERUNG

Für Menschen mit chronischen Darmleiden und vor allem entzündlichen Beschwerden hat die Darmsanierung eine große Bedeutung. Aber die Reinigung und Regeneration unseres wichtigen Verdauungsorgans in Form einer regelmäßigen »Wartung« dient auch der Prävention und hilft, gesund zu bleiben, selbst wenn man primär gar keine Probleme mit dem Darm hat.

So ist es auch gar nicht übertrieben zu sagen, dass im Grunde fast jeder von uns seiner Gesundheit einen wichtigen Dienst erweisen könnte, wenn er sei-

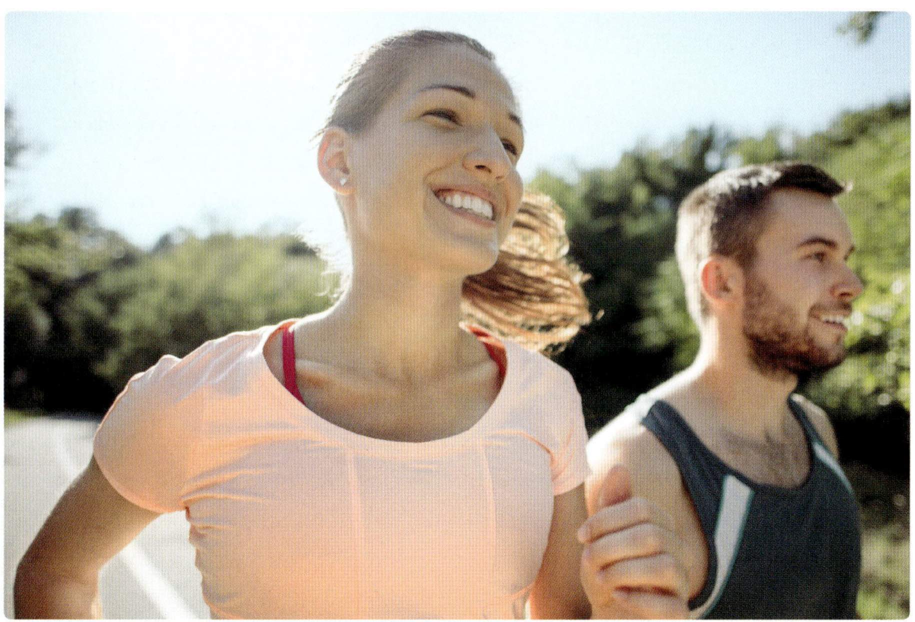

Darmsanierung ist ein aktiver Vorgang und Sie sollten selbst auch körperlich aktiv sein und bleiben, um den Darm und Ihre ganze Fitness zu unterstützen.

nen Darm einmal richtig »aufräumen« und danach die Darmflora, besser gesagt: das Darmmikrobiom wieder optimal aufbauen würde. Denn Sie haben ja gesehen, wie viele Krankheiten direkt und indirekt durch eine gestörte Darmfunktion hervorgerufen werden können. Diese Erkenntnis ist, wie wir ja schon den Worten des Hippokrates entnehmen konnten, sehr alt. Auch der berühmte griechische Philosoph Diogenes (um 413–323 v. Chr.) wusste es genau: »Wie die Ratten nur die gefüllten Speicher, so suchen Krankheiten nur die Überfütterten heim.« Damit formulierte er witzig, aber überaus treffend, wie man durch falsche Lebens- und Ernährungsweise den Grundstock für die verschiedensten Krankheiten legen kann. Bis zum heutigen Tage hat sich daran nichts geändert.

DARMSANIERUNG: SO WIRD IHR DARM WIEDER FIT

Wenn Sie aktiv Ihr Wohlbefinden und Ihre Vitalität steigern möchten, ist eine kompakt durchgeführte Darmsanierung der erste Schritt in diese Richtung. Dafür gibt es verschiedene Methoden. Jede von ihnen hat einen wichtigen Platz zur Behandlung von Darm- und allgemeinen Gesundheitsproblemen. In vielen Fällen ist es sinnvoll, mehrere Verfahren anzuwenden, denn sie ergänzen einander oder bauen aufeinander auf. Der Fahrplan zur optimalen Darmsanierung kann folgendermaßen aussehen:

- **Darmvorbereitung:** Wenn Sie unter besonders hoher nervlicher Anspannung stehen, sollten Sie sich vor Beginn der Darmsanierung ein paar Tage Urlaub gönnen, damit sich der ganze Organismus erst einmal beruhigen kann und Sie Kraft für die Behandlung schöpfen.
- **Darmreinigung:** Für die Anfangsphase ist Fasten hervorragend geeignet, aber auch bestimmte Techniken an Einläufen, die für die Anwendung zu Hause geeignet sind, helfen dem Darm »auf die Sprünge« und tragen zu seiner Entleerung und Durchspülung bei.

- **Darmentgiftung:** Die Befreiung des Organismus von Toxinen ist ein längerer Prozess und die Wirkung setzt in der Regel erst nach einigen Wochen ein. Eine Entgiftung vollzieht sich vor allem während des Fastens, aber auch durch Ernährungsumstellungen sowie ein aktives und regelmäßiges Sportprogramm, das den Organismus insgesamt aktiviert und die Stoffwechselprozesse ankurbelt, die bei der Entgiftung und Reinigung helfen.
- **Darmstärkung:** Die Abwehrkraft der Darmschleimhaut kann nun gezielt wiederaufgebaut werden. Dafür eignen sich pflanzliche Präparate, verschiedene Heilkräutertees und die Anwendung von Prä- und Probiotika (siehe Seite 184ff.).
- **Darmaktivierung:** Wichtig ist, dass der Darm wieder so beweglich wird, dass er seine Verdauungsfunktionen optimal wahrnehmen kann. Zur Darmaktivierung werden Massagetechniken, Wickel und Bewegungsübungen angewendet, die die Durchblutung fördern und die Nerventätigkeit anregen.
- **Darm-Gesunderhaltung:** Nach den regenerativen Maßnahmen soll die wiedererreichte Darmfunktion so gut wie möglich aufrechterhalten werden. Dazu ist nicht nur eine ausgewogene, ballaststoffreiche Ernährung notwendig, sondern auch eine ausgeglichene Lebensführung. Vor allem das Thema Stress spielt hier eine wichtige Rolle, wie Sie in vorigen Kapiteln erfahren haben. Techniken wie Entspannungsübungen oder Meditation machen Stressbewältigung möglich und fördern so die Darmgesundheit.

Ihren persönlichen Fahrplan sollten Sie unbedingt mit einem Arzt oder Heilpraktiker absprechen. Wichtig ist auch, dass Sie zuvor gründlich untersucht und dass eventuelle Krankheiten ausgeschlossen werden. Nicht in jedem Fall dürfen nämlich Verfahren wie Heilfasten ohne ärztlichen Rat durchgeführt werden, etwa bei Herz-Kreislauf-Erkrankungen, Nierenerkrankungen oder Stoffwechselstörungen wie Diabetes oder Schilddrüsenproblemen. Doch auch wenn Sie gesund sind, ist es besser, eine ärztliche Begleitung zu haben, damit Sie den optimalen Nutzen aus der Behandlung ziehen können.

FASTENKUREN

Fasten soll Wohltat für den Körper und Labsal für die Seele sein. Durch Fasten kann man Wohlbefinden, Ausgeglichenheit und geistige Kraft zurückerlangen. Mit Fasten lassen sich sogar Krankheiten heilen und chronische Leiden zum Verschwinden bringen. In den vielen, teilweise schon jahrtausendealten Fastenlehren verschiedener Kulturen werden diese Wirkungen be-

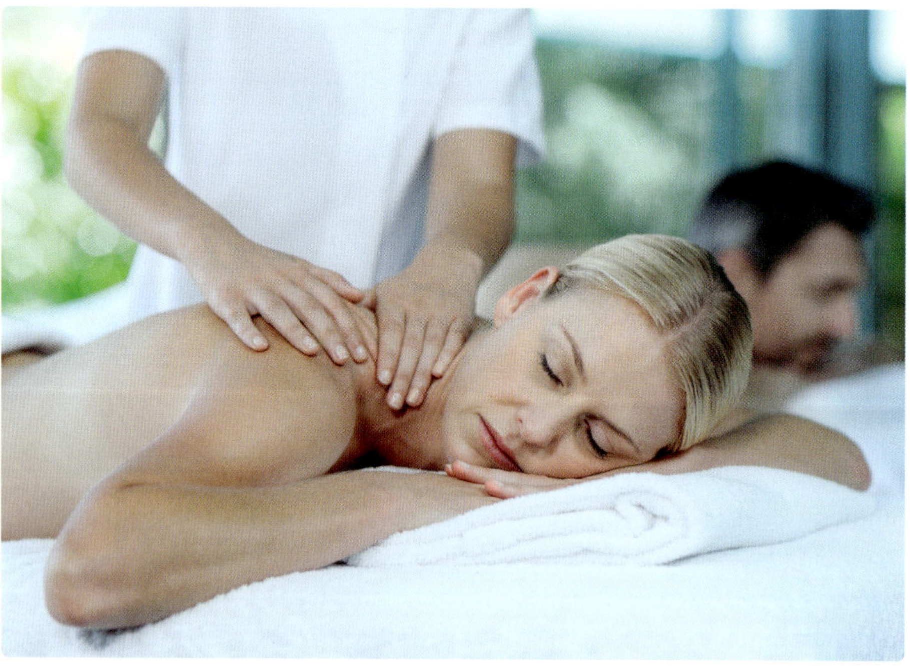

Wenn der Stress überhandzunehmen droht, sollten Sie aktiv dagegen angehen – Ihrer (Darm-) Gesundheit zuliebe.

schrieben. Und in Naturheilkunde und Ganzheitsmedizin nimmt das »Heilfasten« einen wichtigen Platz ein.

Es gibt unterschiedliche Formen des Fastens. Sie reichen von einem sehr strengen Wasserfasten über das Tee- oder Schleimfasten bis zu den etwas aufgelockerten Verfahren wie beispielsweise der Mayr-Kur oder dem Buchinger-Fasten, bei denen minimale Nahrungsmengen wie etwas Milch, trockene Semmeln, Gemüsebrühe oder Obstsaft erlaubt sind. Je nach individuellen Bedürfnissen kann man sich für eine Form entscheiden. Auch die Länge des Fastens ist nicht streng vorgeschrieben und lässt persönliche Spielräume.

INTERVALLFASTEN – PERFEKT FÜR DEN ALLTAG

Wer sich eine Fastenkur von ein, zwei oder gar drei Wochen aus Zeitmangel, gesundheitlichen Einschränkungen oder aufgrund des sozialen Umfeldes nicht leisten kann, für den bietet Intervallfasten eine sehr gute Alternative. Intervallfasten bedeutet den Verzicht auf Nahrung für einen begrenzten Zeitraum. Das kann den Dinner-Cancelling am Abend sein, das einer Nahrungspause von 12 bis 15 Stunden entspricht. Oder ein spätes Frühstück ist für viele Menschen, besonders an Wochenenden, gar kein großes Problem und verlängert die nahrungsfreie Nachtzeit um mehrere Stunden. Auch mal ein voller Fastentag von 24 Stunden lässt sich von vielen ohne Weiteres bewerkstelligen.

Studien haben ergeben, dass relativ kurze Zeiten der Nahrungskarenz von 12, 15 oder 18 Stunden im Körper viel bewirken und vor allem dem Verdauungssystem sehr guttun. Der Darm hat sozusagen Ruhe und muss sich nicht mit zugeführter Nahrung beschäftigen. Das hat einen erstaunlichen Regenerationseffekt, der auch dazu beitragen kann, dass ein Leaky Gut schwindet und im besten Fall die Darmschleimhaut vollständig abheilt.

FASTEN – GROSSPUTZ FÜR KÖRPER UND SEELE

Bei der reinen Fastenkur nimmt man keinerlei feste, sondern nur flüssige Nahrung in Form von Kräutertees, Mineralwasser und Gemüsebrühe zu sich. Diese Fastenzeit dient besonders intensiv der Reinigung des Darms und der Ausleitung von »Schlackenstoffen«. Mit abführenden Mitteln – das kann zum Beispiel Bittersalz in vorsichtiger Dosierung sein, durchaus aber auch Sauerkraut- oder ungesüßter Pflaumensaft – wird der Darm gründlich durch-

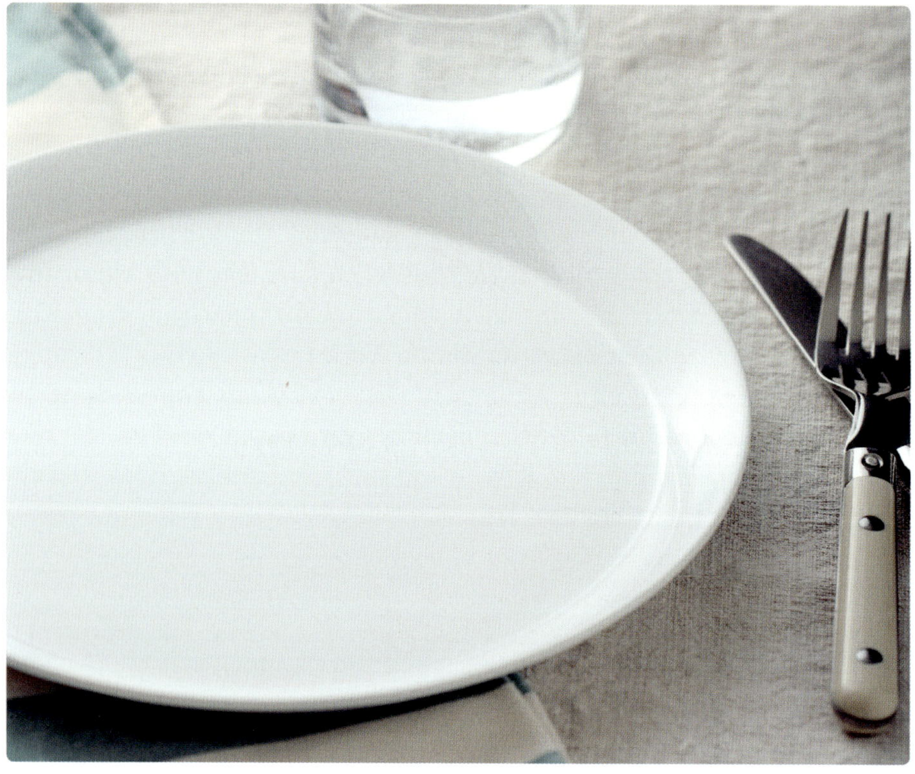

Ob Intervallfasten oder mehrere nahrungsfreie Tage: Fasten ist auch eine Pause für den Darm, in der sich die Darmschleimhaut regenerieren kann.

geputzt und durch den Verzicht auf Nahrung ruhiggestellt. Rückstände im Darm sowie eingelagertes Material in anderen Gewebebereichen wie Muskeln oder Fettgewebe werden aufgelöst und in den Blutkreislauf geschleust.

Die Leber arbeitet in der Fastenzeit besonders intensiv, um die ganzen Schlackenstoffe abzubauen und zu entgiften. Schließlich verlassen die Substanzen den Körper über die Darmschleimhaut, die Schleimhäute des Mundes und der Scheide, über Lunge, Haut und Nieren. Erkennbar wird dieser Reinigungs- und Befreiungsprozess von unbrauchbarem und giftigem Material am Körpergeruch des Fastenden und an der belegten Zunge sowie bei Frauen am Scheidenausfluss. Auch vorübergehende Müdigkeit, Niedergeschlagenheit oder Kopfschmerzen können als »Fastenkrisen« Zeichen dafür sein, dass der Körper gerade dabei ist, sich allerhand belastender Stoffe zu entledigen.

SO KÖNNEN SIE FASTEN

Nach einem Vorbereitungs- und Umstellungstag mit wenig Obst, Gemüse, mildem Joghurt und Reis, der entwässernd wirkt, starten Sie am Morgen des Folgetages mit dem eigentlichen Fastenprogramm:

Morgens nach dem Aufstehen trinken Sie einen Viertelliter lauwarmes Wasser, in dem ein gestrichener Teelöffel Bittersalz (aus der Apotheke) aufgelöst wurde. Daraufhin kommt es mehrmals zu Stuhlentleerungen, wobei der Stuhl häufig wässrig ist.

Mindestens eine Stunde warten, dann nehmen Sie zum Frühstück zwei Tassen Kräutertee (zum Beispiel Melisse, Fenchel,

Zinnkraut) zu sich. Den Tee ganz langsam trinken, das heißt löffelweise in den Mund nehmen.

Mittags gibt es einen Teller heiße Gemüsebrühe. Auch hier ganz langsam, löffelweise essen, jeden Schluck konzentriert zu sich nehmen. Anschließend ruhen Sie sich für etwa eine halbe Stunde aus und legen einen Leibwickel auf, um den Stoffwechsel der Leber anzuregen.

Das Abendessen besteht aus zwei Tassen Kräutertee. Löffeln Sie die Mahlzeit im Sitzen und behalten Sie jeden Schluck eine Weile im Mund.

Zwischen den Mahlzeiten solten Sie viel trinken (mindestens drei Liter, am besten natriumarmes Mineralwasser), um den Körper gut durchzuspülen.

Ab dem zweiten Fastentag brauchen Sie kein Bittersalz mehr zu sich zu nehmen. Sie werden jedoch beobachten, dass Sie während der ganzen Zeit immer wieder Stuhlgang haben werden, obwohl Sie keine feste Nahrung zu sich nehmen. Der Ernährungsplan sieht fast genauso aus wie beim ersten Fastentag. Sie können allerdings bei den Tees und Säften variieren und auch einmal einen Karotten- oder Tomatensaft trinken. Es sei aber noch mal betont, dass Sie immer sehr viel und regelmäßig über den Tag verteilt Flüssigkeit trinken müssen.

Wenn die Fastenzeit beendet wird, nennt man das »Fastenbrechen«. Es folgen dann zwei bis drei Aufbautage, in denen eine besondere Diät eingehalten werden sollte. Als erste feste Nahrung sollten Sie einen rohen oder gedünsteten Apfel ausdauernd kauen. Kartoffel- oder Weizenschrotsuppe, etwas Buttermilch, Knäckebrot und Rohkost können Sie dann in kleinen Portionen über den Tag verteilt essen.

Der Sinn ist, den Darm mit viel Quellmaterial zu füllen, damit er langsam und schonend zu gesunder Tätigkeit angeregt wird. Auch an den Folgetagen sollten Sie eine mäßige Kost auf Vollwertbasis mit wenig tierischen Fetten und Zucker zu sich nehmen. Sinnvoll ist, diese Kost auch weitgehend beizubehalten und zu vermeiden, dass sich alte Ernährungsfehler wieder einschleichen.

LEIBWICKEL UND MASSAGEN

Diese beiden sanften Behandlungsmethoden sind vor allem zur Unterstützung der Darmsanierung und Entgiftung geeignet und können andere Therapieformen ergänzen und in ihrer Wirkung verstärken. Massage kann Beruhigung und Entspannung bringen, Krämpfe lösen, aber andererseits auch eine Aktivierung hervorrufen. Ausschlaggebend ist dafür die Massagetechnik, für die man sich entscheidet.

Das Prinzip der Wickelanwendung beruht ebenfalls auf einer »Stimulation«, das heißt, der Körper wird durch feuchte Auflagen, Kälte- oder Wärmezufuhr sowie eventuelle Kräuterzusätze dosierten Reizen ausgesetzt, die eine Veränderung der Nervenaktivität, des Stoffwechsels und der Durchblutung hervorrufen. Durch die Feuchtigkeit und die Temperatur werden vor allem

Nervenenden im Untergewebe der Haut angeregt. Diese Stimulierung wird weitergeleitet und erreicht die Organe, deren Funktion damit ebenfalls beeinflusst werden kann.

Normalerweise gehören Wickel zum Programm verschiedener Kuren, allen voran der Kneippkur. Dort werden sie oft schon morgens dem Patienten durch geschultes Kurpersonal angelegt. Aber man kann im Anschluss an eine Darmreinigung Leibwickel auch zu Hause machen. Am angenehmsten ist es, wenn man den Wickel jedoch nicht bei sich selbst anlegt, sondern von jemand anderem vornehmen lässt. Denn nur dann hat man auch die nötige Ruhe, die wichtig ist, damit die Anwendung ihre volle Wirkung entfalten kann. Und so sollten Sie dabei vorgehen:

1. Kalter Leibwickel

Sie brauchen dafür drei Tücher: ein Leinentuch, ein Baumwolltuch (zum Beispiel Handtuch) und ein Tuch aus weichem und warmem Material, etwa Wolle. Derjenige, der den Wickel bekommen soll, legt sich am besten auf eine Liege oder ins Bett. Wichtig: kalte Füße vermeiden, also warme Socken anziehen. Kalte Füße bremsen nämlich den Stoffwechsel, dadurch würde sich auch die Wirkung des Wickels nicht voll entfalten können. Jetzt das Leinentuch in kaltes Wasser tauchen und fest auswringen. Auf den nackten Leib zwischen Rippen und Schambein auflegen. Danach mit dem Baumwolltuch nicht zu fest abdecken und das Ganze mit dem Wolltuch umschlagen. Nach Bedarf den Patienten noch gut zudecken – er darf auf keinen Fall frieren – und dann ruhen lassen. Nach ungefähr 45 Minuten die Tücher abnehmen und mit einem frischen Baumwollhandtuch den Leib durchfrottieren.

Der kalte Leibwickel eignet sich zur Aktivierung der Verdauungsorgane. Wenn Beschwerden bestehen, etwa Durchfall oder Schmerzen, darf er nicht angewendet werden.

2. Warmer Leibwickel

Dabei gehen Sie ebenso vor wie beim kalten Wickel. Einziger Unterschied ist, dass statt kaltem warmes Wasser verwendet wird.

Ein warmer Leibwickel hilft, Krämpfe zu lösen, er entspannt und ist ein gutes Hausmittel gegen Bauchweh und Unwohlsein. Positiver Nebeneffekt: Ein warmer Leibwickel kann erhöhten Blutdruck spürbar senken.

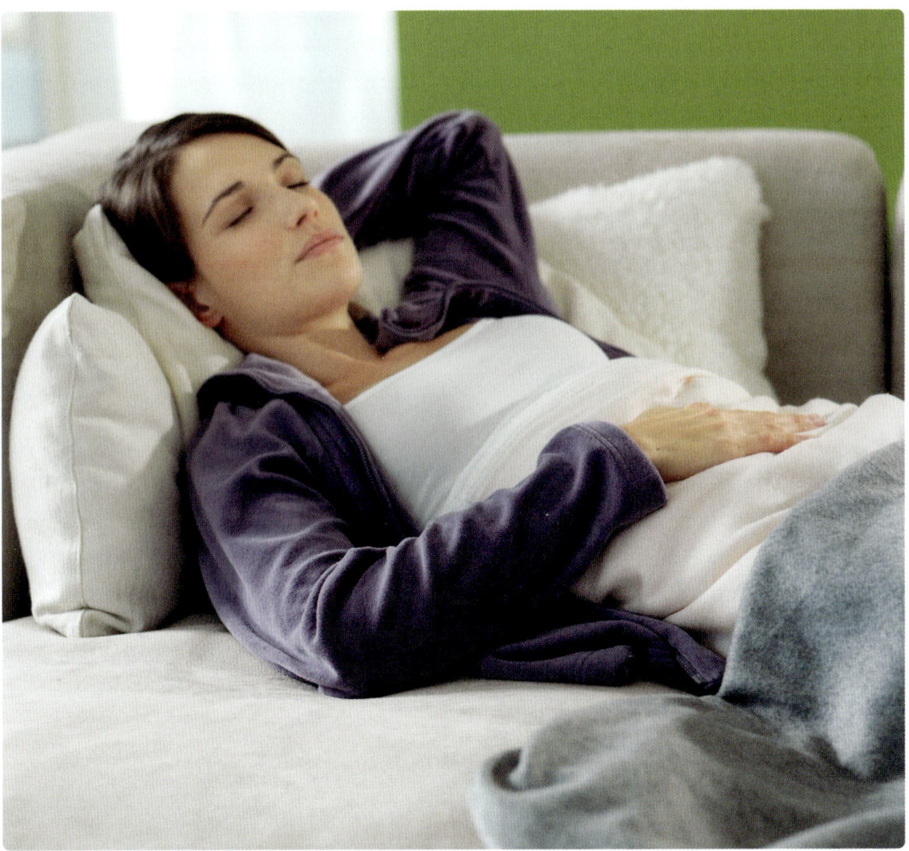

Je nach Temperatur der Anwendung wirkt ein Wickel ganz unterschiedlich.

DIE LEBER AKTIVIEREN

Besonders wirkungsvoll zur Unterstützung der Darmsanierung ist in diesem Zusammenhang auch eine Mitbehandlung der Leber. Denn wird die Leber aktiviert, können Schadstoffe schneller abgebaut werden. Auch der Gallenfluss wird beschleunigt, Stauungen lösen sich, was sich wiederum auf die Verdauung positiv auswirkt. Bewährt hat sich dafür der sogenannte Heublumensack, den man entweder fertig kaufen (zum Beispiel in Fachgeschäften für medizinische Geräte und Zubehör oder auch in der Apotheke) oder ganz einfach selbst herstellen kann:

Ein kleiner, sauberer Kopfkissenbezug aus Baumwolle wird mit getrockneten Heublumen gefüllt. Diesen Sack über Wasserdampf Feuchtigkeit ziehen lassen und dann auf den Bauchbereich legen, unter dem sich die Leber befindet. Nach ungefähr 30 Minuten den Heublumensack entfernen.

Massage

Ebenso dynamisierend kann Massage wirken. Einfachstes Beispiel ist dabei die sanfte Bauchmassage, die jede Mutter bei ihrem Baby macht, wenn es wegen Blähungen und anderen Verdauungsbeschwerden weint.

Das leichte Über-den-Bauch-Streichen bewirkt eine Entspannung und nicht zuletzt ist der Hautkontakt dabei ganz wichtig. Das Gleiche kann auch jeder erwachsene Mensch für sich nutzen. Bitten Sie Ihren Partner oder eine andere Ihnen vertraute Person, bei Ihnen eine leichte Bauchmassage durchzuführen. Das sollten Sie dabei beachten:

- Nehmen Sie sich Zeit. Legen Sie sich entspannt auf den Rücken.
- Derjenige, der die Massage ausführen wird, sollte nun durch Reiben seine Hände erwärmen. Danach mit sanften, streichenden Bewegungen Ihren Bauch massieren, am besten dabei einen großen Kreis beschreiben, der immer vom Herzen weg über die linke Seite des Bauchs zum Schambein und über die rechte bis zum unteren Rippenbogen zurückführt.
- Manche Menschen empfinden es als besonders angenehm, wenn ein Öl angewendet wird. Das Streichen bekommt damit einen intensiveren Charakter.
- Die Streichbewegungen dürfen auf keinen Fall mit Druck ausgeführt werden! Diese Technik sollten nur ausgebildete Masseure anwenden.

Aber es gibt auch eine spezielle Massagetechnik zur milden Anregung der Darmtätigkeit, die man bei sich selber durchführen kann:

- Legen Sie sich entspannt auf den Rücken und tasten Sie auf beiden Seiten des Unterleibs Ihre Beckenkämme ab.
- Zwischen Beckenkamm, Schambein und Bauch können Sie eine kleine Senkung ertasten.
- Legen Sie Ihre Handkanten in diese Senkung und umfassen Sie sanft das Bauchpaket.
- Schieben Sie nun dieses Bauchpaket ohne festen Druck nach oben, Richtung Herz, verweilen Sie kurz so und lassen Sie dann das Paket langsam zurücksinken.
- Ganz besonders wichtig ist bei diesen Übungen die Atmung: Beim Ausatmen das Bauchpaket nach oben führen, beim Einatmen zurücksinken lassen. Diese Darmmassage kann man fünf bis zehn Minuten durchführen. Viele Patienten, die diese Massagetechnik regelmäßig – also täglich – anwenden, bemerken, dass mit der Zeit der Bauch straffer und fester wird.

MIKROBIOM-AUFBAU

Wie Sie wissen, ist nach einer Säuberung des Darms der Aufbau einer neuen und gesunden Darmflora ganz besonders wichtig. Ähnlich wie wertvoller Boden, der durch schlechte Behandlung und Schmarotzerpflanzen übersäuert und verdorben wurde und der nach einer grundlegenden Reinigung neu

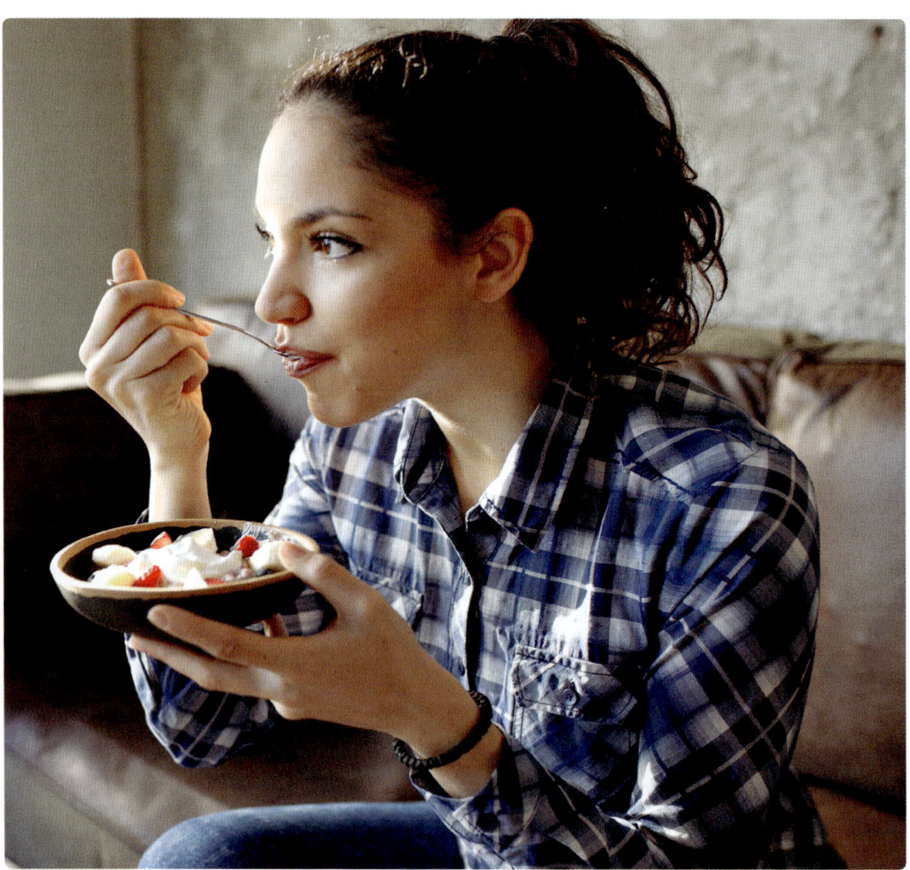

Das Mikrobiom im Darm freut sich über aufbauende Nahrung. Wichtig dabei ist auch der Genuss.

aufgebaut werden muss. Dafür werden Pflanzen eingesetzt, die sich in ihrer Biochemie ergänzen und dem Boden dabei helfen, sich wieder zu erholen und dann im Gleichgewicht zu bleiben. Diese Neubesiedelung nennt man beim Darm auch *Symbiose*lenkung. Mit *Symbiose* ist gemeint, dass sich die vielen Hundert verschiedenen Bakterienstämme, die die Darmflora ausmachen, in ihrem Zusammenleben ergänzen. Nur wenn diese Symbiose ausgeglichen ist – das wissen Sie inzwischen –, kann der Darm richtig funktionieren.

Beim Neuaufbau des Mikrobioms werden fehlende Darmkeime ersetzt. Der Patient nimmt – exakt nach Anweisung des Therapeuten – Medikamente ein, die bestimmte Bakterienstämme enthalten. Das sind zum Beispiel *Bifidus*-Bakterien oder *Lactobacillus acidophilus*. Damit der Darm wieder langsam daran gewöhnt wird, mit seinen Besiedlern zu leben, wird am Anfang der Behandlung eine geringe Anzahl von Bakterien gegeben, die sich erst nach und nach steigert. Um den Keimen ein besonders angenehmes Klima im Darm zu bieten, damit sie sich ideal vermehren können und eine gesunde Symbiose mit den anderen Keimen bilden, können gleichzeitig Milchsäureprodukte eingenommen werden. Denn vor allem die Eiweiße der Milchsäure sind richtiges »Kraftfutter« für die Bakterien. Der Aufbau einer intakten Symbiose erfordert vom Patienten etwas Geduld. Man rechnet deshalb meist mit einer Behandlungsdauer von mehreren Monaten.

Ein besonders wichtiger Aspekt des Mikrobiom-Aufbaus ist die Stärkung des Immunsystems. Denn die *Peyer'schen Plaques*, also die kleinen Lymphknoten, die vor allem im Dünndarm angesiedelt sind und einen wichtigen Teil des Abwehrsystems des gesamten Körpers bilden, sind indirekt von der Bakterienbesiedelung im Darm abhängig. Ist die Darmflora ideal in Form, regen die Bakterien ein Wachstum dieser Lymphknoten an. Je besser die Symbiose also funktioniert, desto besser arbeitet auch das Immunsystem.

ERNÄHRUNGSUMSTELLUNG

Wenn das *Darmmikrobiom* durch diese Maßnahmen wieder in Ordnung gebracht worden ist, soll dieser Zustand natürlich erhalten bleiben. Den größten Einfluss hat dabei das, was wir zu uns nehmen, also essen und trinken. Das bedeutet, dass man nicht wieder in alte Ernährungsmuster und -fehler zurückfallen darf, sondern ganz gezielt seine Ernährung so umstellen sollte, dass sie dem Darm nicht schadet, sondern wohltut. Nutzen Sie also die Darmsanierung zu einer richtigen Ernährungsumstellung.

SO KÖNNTE IHR IDEALER ERNÄHRUNGSPLAN AUSSEHEN

- Trinken Sie pro Tag ungefähr zweieinhalb Liter. Mineralwasser und Kräutertees eignen sich dafür am besten. Kaffee, schwarzer Tee und alkoholische Getränke sollten dagegen nur in Maßen konsumiert werden.
- Die Zusammensetzung Ihrer Nahrung ist ausschlaggebend. Sie sollte aus einer ausgewogenen Mischung aus kohlenhydrathaltigen, eiweißhaltigen und fetthaltigen Lebensmitteln bestehen.
- Frisches Obst und Gemüse sind ein absolutes Muss und sollten die Basis der täglichen Ernährung bilden.
- Besonders wertvolle Fette bieten Nüsse, Mandeln, Oliven, Fisch, Pflanzensamen und kalt gepresste Pflanzenöle. Die ungesättigten Fettsäuren pflanzlichen Ursprungs sind gesund, weil sie – anders als die gesättigten, tierischen Fette – sich

nicht in den Blutgefäßen ablagern. Achten Sie deshalb darauf, dass Sie Ihren Fettbedarf vor allem durch Pflanzenfette decken.

- 15 bis 20 Prozent der Nahrung sollte aus Eiweißen bestehen. Auch diese gibt es sowohl als tierisches – Fleisch, Fisch, Eier, Milch – oder pflanzliches Eiweiß – Sojabohnen, Kartoffeln, Weizenkeime, Erbsen, Linsen. Durch diese prozentuale Aufteilung ist im Prinzip schon festgelegt, wie eine vollwertige, darmgesunde Ernährung aussehen sollte.

Wenn Sie dementsprechend Ihren Ernährungsplan zusammengestellt haben, gibt es aber auch bei der Zubereitung der Speisen einige Regeln zu beachten, damit die Darmgesundheit weiter gepflegt wird. Wer zum Beispiel meint, dass er ganz besonders gesund lebt, weil er fast nur noch Rohkost zu sich nimmt, liegt nicht ganz richtig. Denn wenn dem Darm fast ausschließlich faserreiche Rohkost angeboten wird, kann das bei empfindlichen Menschen eine Überlastung herbeiführen. Außerdem entstehen bei der Vergärung dieser Stoffe besonders viele Gase, die zu Blähungen führen können. Das bedeutet jedoch nicht, dass man auf Rohkost verzichten sollte. Ausschlaggebend ist der Zeitpunkt, an dem man sie verzehrt. Morgens und mittags verträgt der Körper diese Nahrungsmittel nämlich meist ohne Probleme und verdaut sie schnell. Abends sollte man auf zu viel Rohkost jedoch verzichten. Denn sie kann dann über Nacht zu lange, ohne richtig weiterverarbeitet zu werden, in den Verdauungsorganen verweilen. Während dieses zu langen Aufenthalts bilden sich dann bekanntlich vermehrt Gase.

Bei der Zubereitung der Speisen sollten Sie langes Kochen vermeiden, damit die wertvollen Inhaltsstoffe nicht zerstört werden. Achten Sie beim Einkauf darauf, dass die Nahrungsmittel wenn möglich aus kontrolliertem Anbau oder kontrollierter Aufzucht stammen. Damit vermeiden Sie eine zusätzliche Belastung Ihrer Verdauungsorgane durch Toxine, die etwa über Pestizidrückstände in den Darm gelangen. Verwenden Sie am besten immer frische Ware, keine Fertig- oder Halbfertigprodukte, die meistens Konservierungsstoffe enthalten. Das kann schon bei Gewürzmischungen der Fall sein.

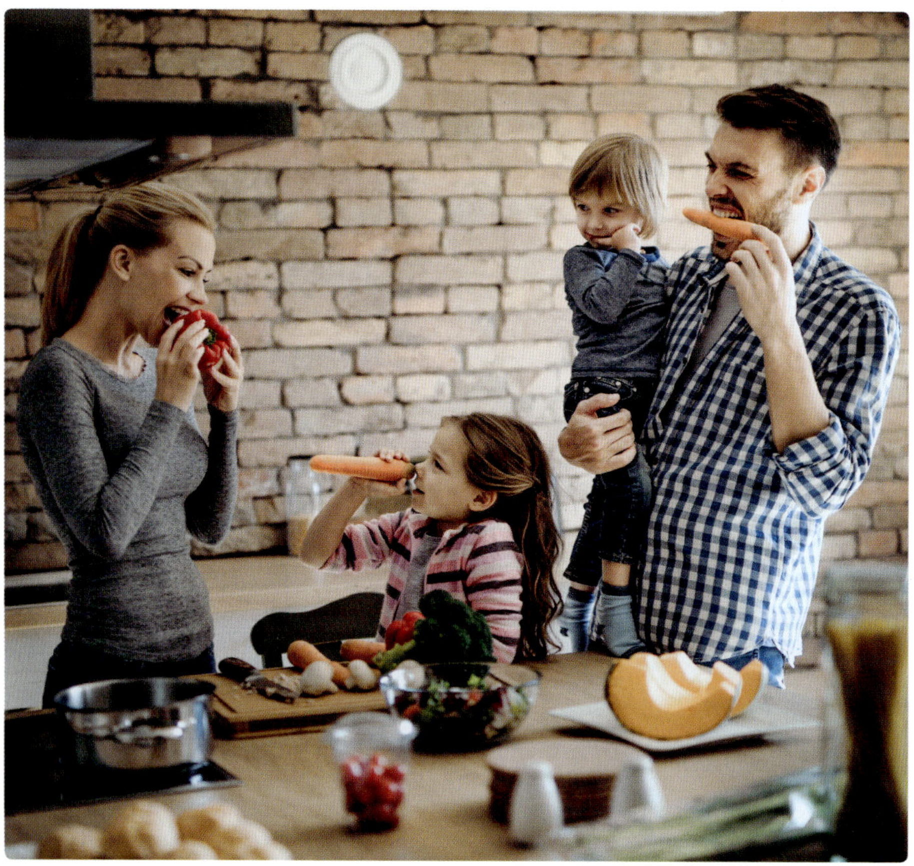

Faserreiche Rohkost tut dem Darm gut – in Maßen und vor allem möglichst nicht abends, damit sich nicht vermehrt Gase im Darm bilden.

Nehmen Sie jede Mahlzeit in Ruhe und nicht unter Stress ein. Richten Sie Ihr Denken darauf, dass Sie mit dem Essen etwas Gesundes für Ihren Körper tun. Nehmen Sie sich Zeit dafür. Schlingen Sie keine großen Happen hinunter, sondern kauen Sie kleine Bissen ausreichend lange. Mit »ausreichend lange« ist gemeint, dass jeder Bissen ungefähr 20-mal gekaut werden sollte. Was Ihnen jetzt vielleicht unvorstellbar langweilig erscheint, haben Sie sicher nach einer kurzen Umgewöhnungszeit schon ganz verinnerlicht. Denken Sie beim Kauen darüber nach, was Sie gerade essen, versuchen Sie, mit der Zunge alle Geschmacksaspekte in diesem Nahrungsmittel festzustellen. Fällt Ihnen dabei auf, dass wir heute schon fast verlernt haben, genau zu kosten und alle Nuancen von dem, was wir gerade verzehren, auch zu genießen? Nicht umsonst heißt eine Redewendung, dass wir uns etwas »auf der Zunge zergehen lassen« sollten. Lernen Sie also, Essen wieder richtig zu genießen. Der gesundheitliche Aspekt dieses ausführlichen Kauens liegt darin, dass schon im Mund durch den Speichel und die Zerkleinerung die Verdauung beginnen kann. Das bedeutet, Magen und Darm haben dann weniger belastende Arbeit und bekommen ideal aufbereitete Nahrung geboten. Günstiger Nebeneffekt: Je länger wir kauen, desto schneller stellt sich ein Sättigungsgefühl ein – und das wirkt sich mit der Zeit auch positiv auf das Gewicht aus.

EIN WORT ZUM SCHLUSS

Das Leaky-Gut-Syndrom ist leider immer noch *die* unentdeckte Erkrankung unseres Jahrhunderts. Trotz Einsatz vieler moderner Techniken und Fortschritte in der Medizin wird der Zusammenhang zwischen vielen besonders chronischen Gesundheitsstörungen und der gestörten Darmschleimhaut beziehungsweise *Mikroflora* in der Medizin immer noch nicht genügend wahrgenommen – und das sowohl in der Prävention als auch bei therapeutischen Konzepten. Viele Therapien übergehen leider diesen Zusammenhang und konzentrieren sich vorwiegend auf die Behandlung von Symptomen. Antibiotika und verschiedene andere Medikamente werden eingesetzt, um Beschwerden zu lindern, ohne auf die Folgewirkungen des gestörten *Mikrobioms* und der Darmschleimhaut zu achten.

Losgelöst von der Einzelfallbetrachtung ist hiermit auch ein wichtiges gesundheitspolitisches Problem verbunden. Die Bevölkerung wird immer älter und die chronischen Erkrankungen nehmen deutlich zu. Wie können wir in Zukunft die steigenden Ausgaben im Gesundheitssystem noch decken? In der Medizin muss dringend ein Paradigmenwechsel stattfinden; medizinisches Handeln sollte mehr auf Präventionskonzepte setzen. Wenn die Politik sich auf diese Konzepte einlassen und mehr in die Gesundheitsforschung investieren würde, wären in kurzer Zeit auch mehr gesicherte Studienergebnisse zu diesem wichtigen Thema abrufbar und der daraus resultierende Erkenntnisgewinn würde zum allgemeinen Verständnis in der Sache beitragen. Dies wäre sicherlich besser, als nur mit Vorhaltungen aus der sogenannten Schulmedizin wegen zu weniger Studiendaten gegen das Thema Leaky-Gut-Syndrom zu argumentieren.

Doch es gibt Hoffnung. Es mehren sich die kritischen Stimmen in der Medizin, die vor einer immensen Kostenspirale in der Schulmedizin warnen.

Auch die Krankenkassen haben diesen Prozess durch immer steigende Ausgaben mitzutragen und geben diese Last zum Teil durch Leistungskürzungen oder andere Einsparungsmodelle sowie steigende Mitgliedsbeiträge an ihre Versicherten weiter. Die Lösung des Problems liegt in der integrativen Zusammenschau und Konzentration auf Krankheitsursachen sowie auf die Prävention von Krankheiten. Die Aufklärung spielt hierbei eine wichtige Rolle. Der Mensch ist ein Ganzes – die Krankheitsabläufe sind komplex und konzentrieren sich selten nur auf ein Organ. Es müssen wieder vermehrt fachübergreifende Zusammenhänge in unsere Behandlungen und Präventionsstrategien einfließen.

Das Leaky-Gut-Syndrom kann ein oder sogar *der* Schlüssel zum Verständnis einer Reihe von Gesundheitsstörungen sein. Dieses Buch versteht sich als Beitrag zur Aufklärung in ein zugegeben schwieriges und auch noch zum Teil unerforschtes, aber spannendes Thema. Wir freuen uns, wenn dieses Werk mit einigen Ausblicken in die komplizierte Fachwelt der Darm-Immunologie dazu einen Beitrag leisten kann.

Allen Lesern wünschen wir eine aufschlussreiche Lektüre und den Kollegen und Therapeuten unter den Lesern eine hilfreiche Anregung für die Neuorientierung ihrer Therapiestrategien. Denn unsere Behandlung sollte immer zum Wohle unserer Patienten geschehen.

Auf die Gesundheit! Sie ist unser wichtigstes Gut, das wir schützen müssen.

Die Autoren

HILFREICHE ADRESSEN

www.i-gap.org
Die Internationale Gesellschaft für angewandte Präventionsmedizin (i-gap) setzt sich als gemeinnütziger Verein zur Stärkung von Präventionsmaßnahmen überregional und international ein. In diesem Netzwerk arbeiten vorwiegend Präventionsmediziner. Diese bieten Fort- und Weiterbildungsmöglichkeiten zum Thema an. Die Autoren sind in diesem Netzwerk aktiv eingebunden.

Prof. Dr. habil. Dr. med. Claus Muss
Praxis für Ernährungsmedizin und Immunologie
Schaezlerstr. 6
86150 Augsburg
www.praxis-dr-muss.de

Prof. Dr. med. Götz Nowak
Leaky-Gut-Forschung
Schaezlerstr. 6
86150 Augsburg

Frau Dr. rer. nat. Karin Mante
Ökotrophologin
Schaezlerstr. 6
D-86150 Augsburg

Internationale Gesellschaft für angewandte Präventionsmedizin (i-gap)
Währingerstr. 63
A-1090 Wien
www.i-gap.org

Fachärzte Zentrum Luzern
Pilatusstrasse 35
CH-6003 Luzern

Labor Biovis Diagnostik MVZ GmbH
Justus-Staudt-Straße 2
D-65555 Limburg-Offheim
www.biovis-diagnostik.eu/de

C

D

M

N

O

P

R

IMPRESSUM

1. Auflage 2019

BILDNACHWEIS

Adobe Stock: 21 (rob3000), 28 (Alex), 88 (ag visuell); iStock by Getty Images: 10 (SolStock), 73 (DjelicS), 75 (SanneBerg), 96 (fcafotodigital), 191 (Martinan), 204 (zoranm), 208 (skynesher); Jumpfoto: 201 (Kristiane Vey); Kammerer, Bettina: 14, 23, 35, 81, 85 (modifiziert nach Volkmer, Martin; Informationskreis KernEnergie (Hrsg.), Radioaktivität und Strahlenschutz, Köln 2007, Abb. 5.2), 128; Kiermeier, Jürgen: 37 (modifiziert nach Dégradation des fibres alimentaires par le microbiote colique de l Homme. Pascale Mosoni UR454 Microbiologie, Dept MICA Clermont-Ferrand / Theix. Flint et al, Nat. Rev. Gastro. 2012 Sep 4; 9(10): 577-89); Public domain, via Wikimedia Commons: 121; Shutterstock: U1 (KravOK und Rvector),16 (Estrada Anton), 19 (Calin Stan), 24 (Leszek Glasner), 31 (Mr_Mrs_Marcha), 41 (Evannovostro), 47, 194 (wavebreakmedia), 48 (rangizzz und vasabii), 52, 114 (Monkey Business Images), 60 (Kaspars Grinvalds), 62 (enchanted_fairy), 66 (Aaron Amat), 71 (javarman), 91 (i viewfinder), 95 (Africa Studio), 106 (LightField Studios), 112 (Andrei_R), 118 (Denis Belitsky), 124 (Sornram Yamtanom), 127 (TB studio), 133 (Syda Productions), 137 (Image Point Fr), 143 (Teguh Jati Prasetyo), 146 (Sharomka), 150 (Gorodenkoff), 153 (goodluz), 157 (bitt24), 162 (Minerva Studio), 164 (Photographee.eu), 178 (Syda Productions), 183 (Motortion Films), 185 (Undrey), 196 (Oleksander Shevchenko); Südwest Verlag: 55 (Christoph Dirkes)

Projektleitung: Andrei-Sorin Teusianu

Redaktion: Martin Stiefenhofer

Bildredaktion: Annette Baur

Korrektorat: Susanne Schneider

Druck und Bindung: Alcione, Lavis

Printed in Italy

Umschlaggestaltung: zeichenpool, München

Umschlagabbildungen: shutterstock/KravOK und Rvector

Layout/Satz/DTP: Jürgen Kiermeier, LAYER-CAKE, Glonn

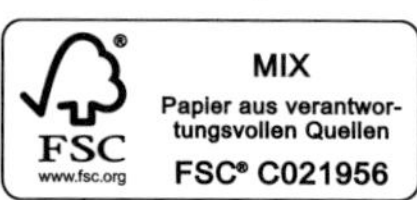

Verlagsgruppe Random House FSC® N001967

ISBN 978-3-517-09737-4

www.suedwest-verlag.de